中国科学院教材建设专家委员会规划教材
全国高等院校医学实验教学规划教材

卫生微生物学实验

主　编　谷康定

副主编　黄夏宁　王凯娟　王德全　申元英

编　者　（按姓氏汉语拼音排序）

陈　丹	武汉科技大学	丁　玲	山西医科大学
冯福民	华北理工大学	谷康定	华中科技大学
郭莲仙	广东医科大学	韩铁生	华北理工大学
胡前胜	中山大学	黄夏宁	南宁海关
申元英	大理大学	宋春花	郑州大学
宋艳艳	山东大学	王德全	广东药科大学
王凯娟	郑州大学	温红玲	山东大学
吴　倩	南京医科大学	郑　铃	福建医科大学
曾晓雯	中山大学		

科学出版社
北　京

内 容 简 介

　　《卫生微生物学实验》是《卫生微生物学》(案例版，第 2 版)配套的实验教材。本教材尽量在微生物检测种类上做到平衡，包括细菌、真菌和病毒相关内容，共 31 个实验。在专业技能培养方面，增加了微生物学实验基本操作内容，使本教材成为相对独立完整的专业实验微生物学体系。

　　卫生微生物学实验与其他自然科学实验有很多不同之处，但其最大的不同点是实验者要具备全面的无菌操作知识、理念和技能。这样的基本功自始至终体现在每次实验课的全过程，也是大学生到研究生各阶段一直需要不断培养和养成的职业习惯。执教老师需要不断地指导、提醒和督促学生朝此方向努力。

　　本书可供医学院校预防医学与公共卫生、医学检验技术专业本科生使用，也可作为其他医药人员的参考资料。

图书在版编目(CIP)数据

卫生微生物学实验 / 谷康定主编. —北京：科学出版社，2019.11
中国科学院教材建设专家委员会规划教材·全国高等院校医学实验教学规划教材

ISBN 978-7-03-062935-7

Ⅰ. ①卫… Ⅱ. ①谷… Ⅲ. ①卫生学-微生物学-实验-医学院校-教材
Ⅳ. ①R117-33

中国版本图书馆 CIP 数据核字(2019)第 245987 号

责任编辑：王　颖 / 责任校对：郭瑞芝
责任印制：赵　博 / 封面设计：陈　敬

科学出版社 出版
北京东黄城根北街 16 号
邮政编码：100717
http://www.sciencep.com

北京凌奇印刷有限责任公司印刷
科学出版社发行　各地新华书店经销
*
2019 年 11 月第 一 版　　开本：787×1092　1/16
2024 年 7 月第五次印刷　　印张：9 1/2
字数：219 000
定价：39.80 元
(如有印装质量问题，我社负责调换)

前　言

　　《卫生微生物学实验》可供医学院校预防医学与公共卫生、医学检验技术专业本科生使用，也可作为其他医药人员的参考资料。其编写原则恪守科学性、实用性、现代性及可操作性。实验内容与卫生微生物学理论密切相结合，发挥印证、巩固所学基本理论与基本知识作用。培养学生实验操作技能、观察能力、分析与解决问题能力，为今后从事专业工作与科学研究奠定坚实的基础。

　　卫生微生物学是研究环境中与疾病预防、人类健康相关的微生物，以及环境与此类微生物相互作用规律的科学。因此本实验教材尽量从空气、水、土壤、食品、化妆品、药品等环境中检测、追踪病原微生物的迁移与转归，或通过指示微生物对不同环境的卫生状况进行评价；利用有益微生物对不利于人类健康的环境进行监测与风险评价等。很多致病性微生物可通过不同途径感染宿主或污染环境物品，鉴于篇幅限制只能在一个方面介绍某种微生物检测方法，其他途径或环境样品检测方法可参照类似章节里的采样和前处理，相互借鉴，举一反三，融会贯通。

　　本教材尽量在微生物检测种类上做到平衡，包括细菌、真菌和病毒相关内容。在专业技能培养方面，增加了微生物学实验基本操作内容，使本教材成为相对独立完整的专业实验微生物学体系。

　　微生物学实验与其他自然科学实验有很多不同之处，但其最大不同点是实验者要具备全面的无菌操作知识、理念和技能。这样的基本功体现在每次实验课的全过程，也是大学生到研究生各阶段需要不断培养和养成的职业习惯。执教老师需要不断地指导、提醒和督促学生朝此方向努力。但由于实验课程学时有限，各地可根据本地特色与条件选择开设相关实验内容。

　　本教材参编者都是工作在教学一线的骨干教师，具有丰富的教学经验与良好的学术背景。本教材力求做到既满足在校大学生学习需求，又能成为学生毕业后走上专业岗位继续持有的参考工具。

　　鉴于编者理论知识与实验技术水平有限，而卫生微生物学所涉范围非常广泛，且仍在不断发展，本教材在内容选材、形式编排，以及写作技巧、文字统一规范等方面，可能存在很多不足之处，恳请同仁和学生、专家学者提出宝贵意见。

谷康定

2018 年 12 月

目　　录

实验一　光学显微镜使用方法及测微技术

一、目　　的

（1）熟悉光学显微镜的主要构造、功能及维护方法。

（2）掌握低倍镜及高倍镜的使用方法，初步掌握油镜的使用方法。

（3）学习并掌握使用显微测微尺测定微生物大小的方法。

二、基　本　原　理

光学显微镜的基本构造（图 1-1）及功能如下。

1. 机械部分

（1）镜筒：为安装在光学显微镜最上方或镜臂前方的圆筒状结构，其上端装有目镜，下端与物镜转换器相连。

（2）物镜转换器：又称物镜转换盘，是安装在镜筒下方的一圆盘状构造，可以按顺时针或逆时针方向自由旋转。其上均匀分布有 3~4 个圆孔，用以装载不同放大倍数的物镜。

（3）镜臂：支持镜筒和镜台的弯曲状构造，是取用显微镜时握拿的部位。

（4）调焦器：也称调焦螺旋，为调节焦距的

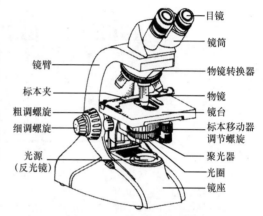

图 1-1　光学显微镜的结构

装置，分粗调螺旋（大螺旋）和细调螺旋（小螺旋）两种。粗调螺旋可使镜筒或载物台以较快速度或较大幅度地升降，能迅速调节好焦距使物像呈现在视野中，适于低倍镜观察时的调焦。而细调螺旋只能使镜筒或载物台缓慢或较小幅度地升降（升或降的距离不易被肉眼观察到），适用于高倍镜和油镜的聚焦或观察标本的不同层次，一般在粗调螺旋调焦的基础上再使用细调螺旋，精细调节焦距。

（5）载物台：也称镜台，是位于物镜转换器下方的方形平台，是放置被观察的玻片标本的地方。平台的中央有一圆孔，称为通光孔，来自下方的光线经此孔照射到标本上。

（6）镜座：位于显微镜最底部的构造，为整个显微镜的基座，用于支持和稳定镜体。有的显微镜在镜座内装有照明光源等构造。

2. 光学系统部分　光镜的光学系统主要包括物镜、目镜和照明装置（反光镜、聚光器和光圈等）。

（1）目镜：又称接目镜，安装在镜筒的上端，起着将物镜所放大的物像进一步放大的作用。每台显微镜通常配置 2~3 个不同放大倍率的目镜，常见的有 5×、10× 和 15×（× 表示放大倍数）的目镜，可根据不同的需要选择使用，最常使用的是 10× 目镜。

（2）物镜：也称接物镜，安装在物镜转换器上。每台光镜一般有 3~4 个不同放大倍率的物镜，常用物镜的放大倍数有 10×、40× 和 100× 等几种。一般将 8× 或 10× 的物镜称为低倍镜（而将 5× 以下的称为放大镜）；将 40× 或 45× 的称为高倍镜；将 90× 或 100× 的称为油镜（这种镜头在使用时需浸在镜油中）。在每个物镜上通常都刻有能反映其主要性能的参数，主要

有放大倍数和数值孔径（如 10/0.25、40/0.65 和 100/1.25，图 1-2），该物镜所要求的是镜筒长度和标本上的盖玻片厚度（160/0.17，单位 mm）等，另外，在油镜上还常标有"油"或"Oil"的字样。

油镜在使用时需要用香柏油或石蜡油作为介质，这是因为油镜的透镜和镜孔较小，而光线要通过载玻片和空气才能进入物镜中，玻璃与空气的折光率不同，使部分光线产生折射而损失掉，导致进入物镜的光线减少，而使视野暗淡，物像不清。在玻片标本和油镜之间填充折射率与玻璃近似的香柏油或石蜡油时（玻璃、香柏油和石蜡油的折射率分别为 1.52、1.51、1.46，空气为 1），可减少光线的折射，增加视野亮度，提高分辨率。

不同的物镜有不同的工作距离。所谓工作距离是指显微镜处于工作状态（焦距调好、物像清晰）时，物镜最下端与盖玻片上表面之间的距离。物镜的放大倍数与其工作距离成反比。当低倍镜被调节到工作距离后，可直接转换高倍镜或油镜，只需要用细调螺旋稍加调节焦距便可见到清晰的物像，这种情况称为同高调焦。

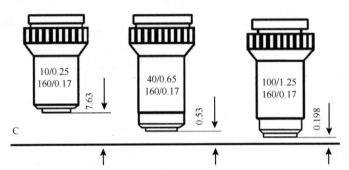

图 1-2　物镜的性能参数及工作距离

C 线为盖玻片的上表面，10×物镜的工作距离为 7.63mm；40×物镜的工作距离为 0.53mm；100×物镜的工作距离为 0.198mm；10/0.25、40/0.65、100/1.25 表示镜头的放大倍数和数字孔径。160/0.17 表示显微镜的机械镜筒长度（标本至目镜的距离）和盖玻片的厚度，即镜筒长度为 160mm，盖玻片厚度为 0.17mm。

（3）聚光器：位于载物台通光孔的下方，由聚光镜和光圈构成，其主要功能是光线集中到所要观察的标本上。在聚光器的左下方有一调节螺旋可使其上升或下降，从而调节光线的强弱，升高聚光器可使光线增强；反之则光线变弱。

光圈也称为彩虹阑或孔径光阑，位于聚光器的下端，是一种能控制进入聚光器光束大小的可变光阑。它由十几张金属薄片组合排列而成，其外侧有一小柄，可使光圈的孔径开大或缩小，以调节光线的强弱。在光圈的下方常装有滤光片框，可放置不同颜色的滤光片。

（4）反光镜：位于聚光镜的下方，可向各方向转动，能将来自不同方向的光线反射到聚光器中。反光镜有两个面，一面为平面镜，另一面为凹面镜，凹面镜有聚光作用，适于较弱光和散射光下使用，光线较强时则选用平面镜（现在有些新型的光学显微镜都有自带光源，而没有反光镜；有的两者都配置）。

3. 显微测微尺的测微原理　显微测微尺可用于测量微生物细胞或孢子的大小，包括物镜测微尺和目镜测微尺两个部件。物镜测微尺全长 1mm，等分为 100 格，每格 0.01mm，用于校正目镜测微尺每小格的长度。目镜测微尺中央刻有 50 等分或 100 等分的小格。测量前应预先用物镜测微尺来校正，并计算出在某一放大镜下目镜测微尺每小格所代表的实际长度，用于测量微生物细胞的长度（图 1-3）。球菌用直径表示大小；杆菌用宽和长来表示。

目镜测微尺每格长度（μm）=（两重合线间物镜测微尺格数×10）/两重合线间目镜测微尺格数

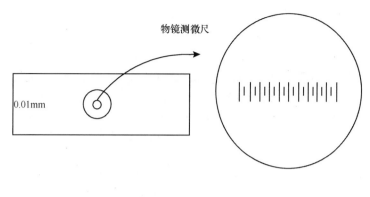

物镜测微尺

0.01mm

用物镜测微尺校正目镜测微尺

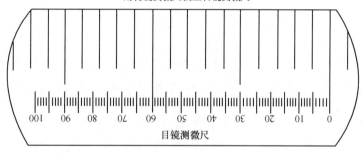

目镜测微尺

图 1-3　测微尺的校正

三、器材和试剂

显微镜、显微测微尺、微生物玻片标本、擦镜纸、镜头清洗液、香柏油。

四、操作步骤

1. 准备　将显微镜小心地从镜箱中取出（移动显微镜时应以右手握住镜臂，左手托住镜座），放置在实验台的偏左侧，以镜座后端离实验台边缘 6～10cm 为宜。

2. 低倍镜的使用

（1）对光：打开实验台上的工作灯（如果是自带光源显微镜，这时应该打开显微镜上的电源开关），转动粗调螺旋，使镜筒略升高（或使载物台下降），调节物镜转换器，使低倍镜转到工作状态（即对准通光孔），当镜头完全到位时，可听到轻微的扣碰声。

打开光圈并使聚光器上升到适当位置（以聚光镜上端透镜平面稍低于载物台平面的高度为宜）。然后用左眼向着目镜内观察（注意两眼应同时睁开），同时调节反光镜的方向（自带光源显微镜，调节亮度旋钮），使视野内的光线均匀、亮度适中。

（2）放置玻片标本：将玻片标本放置到载物台上用标本移动器上的弹簧夹固定好（注意：将有盖玻片或有标本的一面朝上），然后转动标本移动器的螺旋，使需要观察的标本部位对准通光孔的中央。

（3）调节焦距：用眼睛从侧面注视低倍镜，同时用粗调螺旋使镜头下降（或载物台上升），直至低倍镜头距玻片标本的距离小于 0.6cm（注意操作时必须从侧面注视镜头与玻片的距离，以避免镜头碰破玻片）。然后用左眼在目镜上观察，同时用左手慢慢转动粗调螺旋使镜筒上升（或使载物台下降）直至视野中出现物像为止，再转动细调螺旋，使视野中的物像最清晰。

如果需要观察的物像不在视野中央，甚至不在视野内，可用标本移动器前后、左右移动标本的位置，使物像进入视野并移至中央。在调焦时如果镜头与玻片标本的距离已超过了1cm还未见到物像时，应严格按上述步骤重新操作。

3. 高倍镜的使用

（1）在使用高倍镜观察标本前，应先用低倍镜寻找到需观察的物像，并将其移至视野中央，同时调准焦距，使被观察的物像最清晰。

（2）转动物镜转换器，直接使高倍镜转到工作状态（对准通光孔），此时，视野中一般可见到不太清晰的物像，只需调节细调螺旋，一般都可使物像清晰。

4. 油镜的使用

（1）用高倍镜找到所需观察的标本物像，并将需要进一步放大的部分移至视野中央。

（2）将聚光器升至最高位置并将光圈开至最大（因油镜所需光线较强）。

（3）转动物镜转换盘，移开高倍镜，往玻片标本上需观察的部位（载玻片的正面，相当于通光孔的位置）滴一滴香柏油（折光率1.51）或石蜡油（折光率1.47）作为介质，然后在眼睛的注视下，使油镜转至工作状态。此时油镜的下端镜面一般应正好浸在油滴中。

（4）左眼注视目镜中，同时小心而缓慢地转动细调螺旋（注意：这时只能使用微调节螺旋，千万不要使用粗调螺旋）使镜头微微上升（或使载物台下降），直至视野中出现清晰的物像。操作时不要反方向转动细调螺旋，以免镜头下降压碎标本或损坏镜头。

（5）油镜使用完后，必须及时将镜头上的油擦拭干净。操作时先将油镜升高1cm，并将其转离通光孔，先用干擦镜纸揩擦一次，把大部分的油去掉，再用沾有少许清洁剂或二甲苯的擦镜纸揩擦一次，最后再用干擦镜纸揩擦一次。对于玻片标本上的油，如果是有盖玻片的永久制片，可直接用上述方法擦干净；如果是无盖玻片的标本，则盖玻片上的油可用拉纸法揩擦，即先把一小张擦镜纸盖在油滴上，再往纸上滴几滴清洁剂或二甲苯。趁湿将纸往外拉，如此反复几次即可干净。

5. 微生物大小的测定

（1）目镜的上透镜旋开，将目镜测微尺轻轻放在目镜的隔板上，使有刻度的一面朝下。旋上目镜透镜，再将目镜插入镜筒内。

（2）将物镜测微尺放在显微镜的载物台上，使有刻度的一面朝上。先用低倍镜观察，调焦距，待看清物镜测微尺的刻度后，转动目镜，使目镜测微尺的刻度与物镜测微尺的刻度相平行，利用推进器移动物镜测微尺，使两尺在某一区域内两线完全重合，然后分别数出两重合线之间物镜测微尺和目镜测微尺所占的格数（图1-3）。用同样的方法换成高倍镜和油镜进行校正，分别测出在高倍镜和油镜下两重合线之间两尺分别所占的格数。

由于已知物镜测微尺每格长10μm，根据下列公式即可分别计算出在不同放大倍数下，目镜测微尺每格所代表的长度。

$$目镜测微尺每格长度（\mu m）= \frac{两重合线间物镜测微尺格数 \times 10}{两重合线间目镜测微尺格数}$$

（3）将物镜测微尺取下，换上玻片标本，先在低倍镜和高倍镜下找到目的物，然后在油镜下用目镜测微尺测量菌体的大小。先量出菌体的长和宽占目镜测微尺的格数，再以目镜测微尺每格的长度计算出菌体的长和宽。

同一种群中的不同菌体细胞之间也存在个体差异，因此在测定每一种菌种细胞大小时应对多个细胞进行测量，然后计算并取平均值。

五、注 意 事 项

（1）取用显微镜时，应一手紧握镜臂，另一手托住镜座，不要用单手提拿，以避免目镜或其他零部件滑落。

（2）在使用镜筒直立式显微镜时，镜筒倾斜的角度不能超过 45°，以免重心后移使显微镜倾倒。在观察带有液体的临时装片时，不要倾斜，以避免由于载物台的倾斜而使液体流到显微镜上。

（3）不可随意拆卸显微镜上的零部件，以免发生丢失损坏或使灰尘落入镜内。

（4）显微镜的光学部件不可用纱布、手帕、普通纸张或手指揩擦，以免磨损镜面，需要时只能用擦镜纸轻轻擦拭。机械部分可用纱布等擦拭。

（5）在任何时候，特别是使用高倍镜或油镜时，都不要一边在目镜中观察，一边下降镜筒（或上升载物台），以避免镜头与玻片相撞，损坏镜头或玻片标本。

（6）显微镜使用完后应及时复原。先升高镜筒（或下降载物台），取下玻片标本，使物镜转离通光孔。如镜筒、载物台是倾斜的，应恢复直立或水平状态。然后下降镜筒（或上升载物台），使物镜与载物台相接近。垂直反光镜，下降聚光器，关小光圈，最后放回镜箱中锁好。

（7）在利用显微镜观察标本时，要养成两眼同时睁开，双手并用（左手操纵调焦螺旋，右手操纵标本移动器）的习惯，必要时应一边观察一边计数或绘图记录。

（8）已标定的目镜测微尺，只能在标定时所用的目镜和物镜放大倍率下应用。

六、思　考　题

（1）光学显微镜由哪些部件构成？

（2）如何使用及维护油镜？

（3）为什么每换一次物镜，就需要重新标定目镜测微尺？

（郭莲仙）

实验二 培养基的配制与灭菌

一、目   的

（1）掌握培养基的定义、种类及用途。

（2）了解配制培养基的一般程序，掌握配制、分装培养基的方法。

（3）掌握高压蒸汽灭菌的原理及操作技术。

二、基 本 原 理

人工配制的适合微生物生长繁殖或积累代谢产物的营养基质，称为培养基。其中含有碳源、氮源、无机盐、生长因子及水等，可提供微生物生命活动所需的能量、合成菌体和代谢产物的原料，以及调节代谢活动的正常进行。

根据微生物的种类和实验目的不同，培养基也有不同的种类和配制方法。按成分的不同，培养基可以分为天然培养基、合成培养基和半合成培养基；按物理状态，培养基可分为固体培养基、半固体培养基和液体培养基；按用途，培养基可分为基础培养基、营养培养基（加富培养基）、鉴别培养基和选择培养基等。

培养基除了要满足所需要的各种营养条件外，还应保证微生物所需要的其他生活条件，如适宜的酸碱度和渗透压等。因此，配制培养基时，还应根据各种微生物的特点调节适宜的 pH。由于不同种类的微生物所需营养成分不尽相同，所以培养基种类很多。同时，即使是同一种微生物，由于实验目的不同，所采用的培养基的成分也不完全相同。根据培养基的使用、营养物来源及物理状态，可以分成许多不同类型。本实验通过几种常用培养基的配制，掌握其一般配制方法。

为了保证培养微生物的纯净，需要对培养基进行灭菌。除特殊情况外，培养基的灭菌均采用高压蒸汽灭菌法。此法是将待灭菌物品放在高压蒸汽灭菌锅内，利用高压时水的沸点上升，从而造成蒸汽温度升高，由此产生高温达到杀灭所有微生物的目的。

用高压蒸汽对培养基进行灭菌时必须根据培养基的种类、容器的大小及数量采用不同的温度及时间。一般少量分装的基础培养基通常为 121℃，15min 灭菌。如盛装培养基的容器较大，则应适当增加其灭菌的温度和时间。含糖培养基，一般采用 115℃，20～30min 灭菌，以免糖类因高热而分解。由于高压蒸汽灭菌是通过提高蒸汽压力而使其升高温度以杀死微生物，所以加压前应尽量排净锅内的空气。

三、器 材 和 试 剂

1. 器材 托盘天平、电炉、硫酸纸、牛皮纸、线绳、棉花、纱布、石棉网、精密 pH 试纸、标签、烧杯、量筒、玻璃棒、三角瓶、滴管、手提式灭菌锅等。

2. 试剂 牛肉膏、蛋白胨、葡萄糖、可溶性淀粉、NaCl、KNO_3、K_2HPO_4、$MgSO_4$、$FeSO_4$、琼脂、10%NaOH、10%HCl 等。

四、操 作 步 骤

培养基的种类很多，配制方法也不完全相同，但其基本程序和要求是大体相同的。一般培养基的配制程序如下。

计算→称量→溶解定容→调节 pH→加琼脂并溶解→过滤→分装→加塞→包扎→灭菌→摆斜面（倒平板）→无菌检查。

1. 计算 一般培养基配方用百分比或加入各种物质的质量或体积表示，配制前应先估计工作中需要培养基的数量，然后按比例计算各种物质的用量。

2. 称量 用托盘天平分别称取所需各成分。有些成分用量很小，不便称量（如某些培养基中使用的微量元素成分），可先配制成较浓的溶液，然后按比例换算，再从中取出所需要的量，加入培养基中。

对牛肉膏、酵母膏等比较黏稠，不是粉状的原料，可先将玻璃棒和烧杯称重，再连同玻璃棒和烧杯一起称量原料。或者在称量纸上称量后，连同称量纸一起投入水中，待原料溶解后将称量纸取出。

3. 溶解 先在容器内加入少于需要量的水；然后按配方上的顺序，依次投入各成分进行溶解。为避免生成沉淀造成营养损失，营养物质加入顺序应为先加缓冲化合物，然后是主要元素，再加入微量元素，最后加入维生素、生长因素等。最好是一种营养物溶解后再加入下一种成分。若各种成分均不会生成沉淀，可以一起加入。如有难溶物质，可加热促使溶解。待全部成分完全溶解后，补足所需水量。

4. 调节 pH 先用精密 pH 试纸测定培养基原始 pH。然后根据配方要求以 2mol/L HCl 或 2mol/L NaOH 进行调整。此时应用滴管逐滴加入酸或碱，边搅动边用精密 pH 试纸测 pH，直至符合要求为止。在调节过程中，尽量不要调得过酸或过碱，以免某些营养成分可能被破坏，并防止因反复调整而影响培养基的容量。

培养基经高压蒸汽灭菌后，其 pH 可降低 0.1~0.2，故调节 pH 时，应比实际需要的 pH 高 0.1~0.2，也有个别培养基在灭菌后 pH 反而升高。

如果所培养的微生物对酸度的要求比较严格，其 pH 可用酸度计测定。

5. 溶解琼脂 配制固体培养基时，需加入凝固剂——琼脂。琼脂在水中溶解较慢且易沉淀于容器底部而烧焦。最好用夹层锅溶解琼脂。如果采用直接在火源上加热的方法，则应将液体培养基放在有石棉网的电炉上，待液体培养基煮沸后再加琼脂，并不断搅拌，以防琼脂沉淀，糊底烧焦。琼脂完全溶解后，要加热水补足蒸发的水分。

6. 过滤 以四层纱布趁热过滤（使培养基澄清，以利结果的观察。一般无特殊要求的情况下，这一步可以省去）。

7. 分装 根据需要将培养基分于三角瓶或试管内。分装量视具体情况而定。通常：分装入试管中的固体培养基以管高的 1/5 为宜，灭菌后趁热摆斜面，斜面长度约为试管高度的 1/3~1/2；分装入试管中的半固体培养基，一般以管高的 1/3 为宜，灭菌后直立冷却，凝固后为半固体深层琼脂；分装入试管中的液体培养基，以试管高度的 1/4 为宜；分装入三角瓶的培养基，以不超过三角瓶容积的 1/2 为限。

分装过程中，应注意勿使培养基粘到管口或瓶口上，以免沾污胶塞而导致杂菌污染。

8. 加塞 培养基分装完毕后，在试管口或三角瓶口上加上胶塞或棉塞，以过滤空气防止外界杂菌污染培养基或培养物，并保证容器内培养的需氧菌能够获得无菌空气。胶塞松紧应适宜，不能过松或过紧。太松，通气好但过滤作用差，容易污染；太紧，过滤作用好，但影响通气。检查松紧的方法：将胶塞提起，试管跟着被提起而不下滑，表明胶塞不松；将胶塞拔出，可听到有轻微的声音而不明显，表明胶塞不紧。

加塞时胶塞总长度的 3/5 应在管口或瓶口内，管口或瓶口外面的部分不要短于 1cm，以便于无菌操作时用手拔取。做棉塞的棉花应采用纤维较长的普通棉花，医用脱脂棉易吸水变湿造成污染，一般不宜采用。若需通气培养时，如用摇床振荡培养，可用所谓通气塞，即用 6～8 层纱布，或在两层纱布间均匀地铺一层棉花，代替胶塞，以供给菌体更多的氧气进行生长或发酵。

9. 包扎　加塞后，再在胶塞外包一层防潮纸，以避免灭菌时胶塞被冷凝水沾湿，并防止接种前培养基水分散失或污染杂菌。然后用线绳捆扎并注明培养基名称，配制日期及组别。

10. 灭菌　培养基包扎完毕后应立即按其配方规定的条件灭菌。如当天不能灭菌者应放入 4℃冰箱内保存。

（1）向手提式灭菌锅的锅体内加水约 3L。最好用蒸馏水或煮沸过的水，以减少水垢在锅内的积存。

（2）将待灭菌的培养基装到灭菌桶或灭菌篮内，注意不可装得太挤，要留有适当的空隙以利蒸汽流通。

（3）将灭菌锅盖上的软管插入灭菌桶内壁的槽内；对角地、平衡地拧紧锅盖上的螺栓，切勿漏气。

（4）点燃热源（电炉、煤气均可）。

（5）让排气阀一直开启，直至有大量蒸汽从锅内排出时，可视为锅内空气已排尽，再将排气阀关闭。锅内水沸腾，升温、升压。

（6）待压力、温度达到要求时，控制热源，使压力及温度都稳恒在这个水平上，并开始计算灭菌时间。

（7）达到规定的灭菌时间后，关闭热源，让灭菌锅自然降压冷却。

（8）待压力完全降至"0"时打开排气阀。不能过早打开排气阀，以免锅内压力快速降低而温度不能很快下降，致使培养基剧烈沸腾，沾污胶塞，甚至冲出容器，造成污染。

（9）打开灭菌锅盖，取出已完成灭菌的物品。

（10）将锅内剩余的水倒掉，以免日久腐蚀。

11. 摆斜面，或倒平板（图 2-1，图 2-2）　灭菌后，固体培养基如需制成斜面，应趁热将试管上部垫于一根玻璃棒或木条上，使培养基斜面长度为试管长度的 1/2。

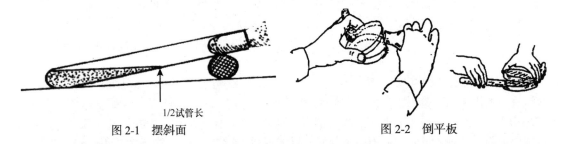

　　1/2试管长

图 2-1　摆斜面　　　　　　　　　　　　图 2-2　倒平板

12. 无菌检查　将已灭菌的培养基放入 37℃恒温箱内培养过夜，无菌生长为合格培养基。

13. 保存　暂不使用的无菌培养基，可在 4℃冰箱内或冷暗处保存，但不宜保存时间过久。

五、思　考　题

（1）在你制备的培养基中，何为碳源？何为氮源？

（2）配制合成培养基加入微量元素时，最好用什么方法加入？天然培养基为什么不需另加微量元素？

（3）培养基配制好后，为何要马上进行高压蒸汽灭菌？

（4）做过本次实验后，你有什么体会？你认为在配制培养基的各步操作中应注意些什么问题？

附

1. 牛肉膏蛋白胨琼脂培养基

成分：

牛肉膏	3.0g
蛋白胨	10.0g
NaCl	5.0g
琼脂	15～25g
水	1000ml
pH	7.2～7.6

制法：在烧杯内加水 1000ml，放入牛肉膏、蛋白胨和 NaCl，用蜡笔在烧杯外标上记号后，放在火上加热。待烧杯内各组分溶解后，加入琼脂，不断搅拌以免粘底。等琼脂完全溶解后补足水分，用 10%HCl 或 10%的 NaOH 调整 pH 到 7.2～7.6，分装在各个试管里，加棉花塞，用高压蒸汽灭菌：1.05kg/cm^2、121℃维持 15～30min。

用途：应用十分广泛的天然培养基。

2. 察氏培养基

成分：

NaNO$_3$	3g
K$_2$HPO$_4$	1g
硫酸镁（MgSO$_4$·7H$_2$O）	0.5g
KCl	0.5g
FeSO$_4$	0.01g
蔗糖	30g
琼脂	20g
蒸馏水	1000ml

制法：加热溶解，分装后 121℃灭菌 20min。

用途：青霉、曲霉鉴定及保存菌种用。

3. 高氏 1 号培养基

成分：

可溶性淀粉	2g
KNO$_3$	0.1g
K$_2$HPO$_4$	0.05g
MgSO$_4$·7H$_2$O	0.05g
NaCl	0.05g
FeSO$_4$·7H$_2$O	0.001g（母液）
琼脂	2g
自来水	100ml
pH	7.2～7.4

制法：配制时，先用少量冷水，将淀粉调成糊状，倒入少于所需水量的沸水中，在火上加热，边搅拌边依次逐一熔化其他成分，熔化后，补足水分到 100ml，调 pH，1.05kg/cm^2、121℃高压蒸汽灭菌 20min。高温灭菌后，倒平皿前加入 10%酚 2 滴至 100ml 培养基中混匀，将培养基倒入平皿内约 15ml/皿。

用途：培养和观察放线菌形态特征。

（郭莲仙）

实验三　细菌接种与染色

一、目　　的

（1）掌握无菌操作的概念，熟悉无菌操作技术，了解细菌常用培养基的接种技术与培养条件。

（2）掌握革兰氏染色操作技术，熟悉单染色法的操作技术。

二、基　本　原　理

用经过灭菌处理的接种工具在无菌条件下将待培养细菌接种至灭菌培养基上的过程，称为无菌操作。在土壤、水、空气等自然环境中，在人和动植物体表及与体表相通的腔道中，不同种类细菌混杂生活在一起。因此，在细菌检验和鉴定中，必须先将各种细菌分离开，以得到只含有某种细菌的纯培养。细菌纯培养常用的方法为平板划线法。该方法主要是借助划线而将混杂的细菌在琼脂平板表面分散开，使单个细菌固定在琼脂平板表面的某一点上生长繁殖，最终形成肉眼可见的细菌集团（即菌落），从而达到纯培养的目的。

细菌接种技术是微生物实验中最基本的操作技术之一。根据培养基性质和培养目的不同，接种方法和技术也不相同，常用的接种方法有三种，即斜面接种法、液体接种法和穿刺接种法。当细菌分离成纯种后，又常常需要转种至相关培养基上，以检测其生物学性状或保种，因此需要运用细菌接种技术。

活细菌为无色半透明，必须经染色后才能清楚地观察到细菌的轮廓和结构。常用的细菌染色法主要有单染色法和复染色法。前者用一种染色剂对细菌涂片染色，方法简便易行，可以观察细菌外部形态，但不易辨别细菌内部结构。后者则用两种或两种以上染料对细菌涂片染色，具有鉴别细菌的作用，因此又称为鉴别染色法。革兰氏染色是最常用的复染色法。

三、器材和试剂

（一）细菌接种主要材料

1. 细菌　大肠埃希氏菌混悬液。

2. 培养基　营养琼脂平板、琼脂斜面培养基、营养肉汤、半固体培养基。

3. 接种工具　接种环、接种针、酒精灯、记号笔、试管架等。

（二）单染色法主要材料

1. 染料　碱性染料（如亚甲蓝、碱性复红、结晶紫等）。

2. 细菌　金黄色葡萄球菌或大肠埃希氏菌混悬液。

（三）革兰氏染色法主要材料

1. 染料　结晶紫染色液、碘液、95%乙醇溶液、番红染色液。

2. 细菌　金黄色葡萄球菌或大肠埃希氏菌混悬液。

四、操　作　步　骤

（一）细菌接种法操作步骤

当细菌分离成纯种后，常需要接种到有关的培养基中，以测试其各种生物学性状。一般可用平板或斜面、液体和半固体培养基来检验细菌的培养特征，因此接种方法可相应地分为三种。

1. 平板划线接种法

（1）标记：在培养皿底部用记号笔注明接种的菌名、接种者、班级、日期等；然后将培养皿分成三或四个区域（如 A、B、C 或 D 区，A 区划线面积最小，依次增大，D 区最大）。

（2）接种环灭菌：右手以持笔式握持接种环，将金属环与金属丝部分置于火焰中烧灼，以达到灭菌效果；金属柄部分过火焰 2～3 次，以杀灭表面微生物。

（3）取菌液（或少许菌苔）划线：待接种环冷却后，用其钩取菌液一环（或菌苔少许），首先在平板 A 区划线；划满 A 区后，将接种环在火焰上烧灼杀灭其上的残余细菌；使接种环与 A 区细菌线相交叉，使接种环带上细菌，然后在 B 区划线。在划满 B 区后，将接种环在火焰上烧灼杀灭其上的残余细菌；同样操作在 C 区和（或）D 区划线。最后，将接种环在火焰上灭菌后放回原处。

（4）培养：划好的平板置 37℃温箱培养 24h。

（5）次日：取出平板，观察并记录平板表面的菌落形态。

2. 琼脂斜面接种法（常用于纯培养后细菌的移种）

（1）以左手拇指、示指和中指持试管下端，斜面向上，右手拔出试管上的塞子放于操作台上。

（2）右手持接种环在火焰上灭菌、冷却后，钩取细菌少许。

（3）使用右手小指及手掌移去待接种琼脂斜面试管上的塞子，管口通过火焰消毒后，将沾有细菌的接种环伸入试管内，由斜面下部向上蜿蜒划线，涂布整个斜面。

（4）取出接种环，接种环灭菌后放回原处；试管口再次通过火焰，塞好塞子，送入 37℃温箱培养 24h；培养结束后观察培养结果。

3. 液体培养基接种法

（1）左手持含菌试管（A 管）和待接种试管（B 管）下端，管口平齐；将试管倾斜，右手持接种环并以无名指与小指夹住 A 管塞子，小指与手掌夹住 B 管塞子，在火焰旁拔出两试管塞子，再将试管口过火焰 2～3 次。

（2）将灭菌过的接种环钩取 A 管内的细菌少许，小心并迅速移入 B 管，将钩取到的细菌于管壁的液体接触面上摩擦，促使细菌进入液体培养基中。

（3）取出接种环，试管口再次通过火焰，塞好塞子，送入 37℃温箱培养 24h；培养结束后观察培养结果。

4. 半固体培养基接种法（穿刺培养法）

（1）左手持含菌试管（A 管）和待接种半固体试管（B 管）下端，管口平齐；将试管倾斜，右手持接种环并以无名指与小指夹住 A 管塞子，小指与手掌夹住 B 管塞子，在火焰旁拔出两试管塞子，再将试管口过火焰 2～3 次。

（2）用灭菌后的接种针取 A 管内细菌少许，小心并迅速地移入 B 管，然后垂直刺入半固体培养基的中央，再循原路径退出。

（3）取出接种针并灭菌后放回原处；试管口再次通过火焰，塞好塞子，送入 37℃温箱培养 24h；培养结束后观察培养结果。

（二）细菌染色法

1. 单染色法操作步骤

（1）涂片：取清洁无油载玻片一张，接种环用火焰灭菌、冷却后，取一小环菌液（或一环生理盐水再加菌苔少许）均匀涂抹在载玻片上，制成直径约 1cm 大小的薄层菌膜；接种环灭菌后放回原处。

（2）固定：手执载玻片的一端，标本面朝上，快速来回通过酒精灯外火焰 3～4 次，每次 2～

3s，热度以不烫手为度（不超过 60℃）。待载玻片冷却后再行染色。

（3）染色：取一滴或数滴染料于涂片标本上，染色约 1min。

（4）水洗：用细水流自涂面上端向下轻轻冲去染液，注意切勿用水流直接冲击标本涂面。

2. 革兰氏染色法操作步骤

（1）涂片与固定：与单染色法的操作步骤相同。

（2）革兰氏染色

1）初染：在涂片区滴加结晶紫染液，染色 1min；水洗（方法同上）。

2）媒染：在涂片区滴加碘液，作用 1min；水洗。

3）脱色：在涂片区滴加 95%乙醇溶液，并缓慢摇动玻片，脱色 30s；水洗。

4）复染：在涂片区滴加番红染液，复染 1min；水洗。

五、结果分析与报告

（一）细菌接种法操作步骤

1. 平板划线接种法 观察并记录以下特征：菌落形态，大小，表面（光滑或粗糙、湿润或干燥等），边缘（整齐否），隆起度，透明度（透明、半透明或不透明），色泽（无色、灰白色或其他颜色）。

2. 琼脂斜面接种法 观察并记录斜面上细菌的生长情况。当细菌生长情况良好时，呈密集的菌苔。

3. 液体培养基接种法 培养结束后，不要摇动试管；观察并记录结果。细菌在液体培养基中所呈现的生长情况主要有以下 5 种：①生长浑浊，分散；②表面生长；③沉淀于底部生长；④液面下生长（但不低于液体的中部）；⑤呈疏松的球状表面下生长。

4. 半固体培养基接种法（穿刺培养法） 观察并记录细菌的生长情况。当整个培养基呈现云雾状混浊生长的一般为有鞭毛细菌；当细菌只沿着穿刺线生长，周围培养基仍然透明澄清，则一般为无鞭毛菌。

（二）细菌染色法

1. 单染色法 染色完毕，置室温自然干燥，必要时也可用吸水纸吸干；然后，以油浸系物镜观察菌体形态。当用结晶紫染液染色时，镜下观察菌体呈紫色；当用碱性复红染色时，镜下观察菌体呈红色。

2. 革兰氏染色法 染色完毕，自然干燥或用吸水纸吸干，以油浸系物镜观察。经革兰氏染色，被染成深紫色的为革兰氏阳性菌（如葡萄球菌）；被染成红色的为革兰氏阴性菌（如大肠埃希氏菌）。

六、注意事项

（一）细菌接种法

（1）接种环或针必须相对冷却，如果接种环或针过热，不仅可造成细菌死亡，而且可使培养基飞溅，造成含菌气溶胶和空气污染。

（2）经常检查接种环大小，确保直径保持在约 3mm，环的直径过大或过小均不利于携带适量的液体。

（二）细菌染色法

（1）涂片所用细菌量不宜太多，否则涂片太厚且不均匀。

（2）载玻片必须干燥后，才能进行热固定。

（3）热固定涂片时，要确保涂片位于载玻片的上方。

（4）用水冲洗时，要注意控制水流，使其缓慢流过涂片。

七、思 考 题

（1）进行细菌接种时，有哪些情况需要采用接种环？

（2）哪些现象提示液体培养基中有微生物生长现象？

（3）革兰氏染色时，为何不宜选择长期培养或保存的细菌？

（4）革兰氏染色主要与细菌细胞的哪些结构有关，为什么？

（郑　铃）

实验四　细菌菌种保藏

一、目　的

（1）了解菌种保藏的基本原则。

（2）初步掌握各处菌种保藏的操作技术。

二、基本原理

保藏菌种的基本原理就是使细菌的新陈代谢活动降至最低水平，基本处于"休眠"状态。一般来说，低温、干燥和隔绝空气都可导致细菌代谢能力下降而处于"休眠"状态。因此现代菌种保藏方法都是基于这三个因素而设计的。所保藏的菌种均为纯化的且具有强生命力的培养物。要形成芽孢的细菌一般选择其芽孢保存；可形成孢子的放线菌和霉菌则选择孢子保存。常用的菌种保藏方法：斜面低温保藏法、液体石蜡斜面保藏法、沙土管保藏法、真空冷冻干燥保藏法和液氮保藏法等。以下主要介绍最常用的斜面低温保藏法和液体石蜡保藏法。

三、器材和试剂

（1）普通冰箱、液体石蜡等。

（2）纯化的微生物菌种（如葡萄球菌、大肠埃希氏菌、酵母菌）。

四、操作步骤

1. 斜面低温保藏法

（1）将细菌接种于适宜的固体培养基上，37℃培养过夜。

（2）挑取单个菌落，接种于斜面培养基上，37℃培养过夜。

（3）将生长有细菌菌苔的斜面移至4℃冰箱中保藏。

（4）分别于1个月、3个月、6个月后取出所保藏的菌种，重新划线于固体培养上适温培养，观察菌体的生长情况与菌落形态。

2. 液体石蜡斜面保藏法

（1）用上述方法将单个菌落接种于斜面培养基上，37℃培养过夜。

（2）在斜面上灌入无菌液体石蜡，使石蜡液面高出斜面约1cm，分存在室温和4℃环境中。

（3）分别于1个月、3个月、6个月后取出所保藏的菌种，重新划线于固体培养基上适温培养，观察菌体的生长情况与菌落形态。

五、注意事项

（1）斜面低温保藏法适用于经常使用且多次传代后不易改变其原有特征的细菌；所应用的培养基营养成分不宜太丰富，以确保菌种的相对稳定。

（2）冷冻保藏法根据具体的保存温度可分为低温冰箱（-30～-20℃）、超低温冰箱（-80～-50℃）、干冰乙醇快速冻结（约-70℃）和液氮（-196℃）等保藏法。

六、思考题

（1）为什么低温、干燥和隔绝空气的环境条件下可以较长时间地保存细菌而不使其性状发生较大改变？

（2）保藏菌种的现代技术还有哪些？

（郑　铃）

实验五　普通平板菌落数测定

一、目　的

（1）掌握普通平板菌落数测定法的基本原理和意义。

（2）熟悉普通平板菌落数测定法的全部过程和具体操作方法。

二、基本原理

　　根据不同目的，选择有代表性的一种或一类微生物，在检测、研究对象中对该微生物状态进行定性或定量的描述，并赋予其特定的标志意义，这类微生物即所谓指示微生物。指示微生物在污水与饮用水处理、环境监测、产品质量控制、消毒灭菌、卫生监督等领域广泛应用。菌落总数为常用的指示微生物指标之一，用于评价被检样品的一般卫生微生物学质量，即微生物污染程度和安全性。

　　菌落总数是指被检样品的单位重量（g）、容积（ml）、表面积（cm^2）或体积（m^3）内，所含有的能在某种培养基上经一定条件培养后生长的微生物菌落总数。菌落总数为检测饮用水、水源水、食品、药品、化妆品、物体表面、室内空气等常规微生物学指标之一，且制订有相应的卫生标准。

　　普通平板菌落计数法是将待测样品经适当稀释后，其中的微生物充分分散为单个细胞，取一定量的稀释液接种到平板上，经过培养，由每个单细胞生长繁殖而形成的肉眼可见的菌落，即代表原样品中的一个单细胞。本次实验以水为检测对象，学习普通平板法测定菌落总数的检测方法。

　　统计菌落数是根据其稀释倍数和取样接种量换算出样品中的含菌数。

三、器材和试剂

　　1. 生活饮用水菌落总数的测定　1 支 1ml 无菌吸管、3 个无菌平皿、3 个无菌平板计数琼脂、恒温培养箱等。

　　2. 水源水菌落总数的测定　6 支 1ml 无菌吸管、2 支 10ml 吸管、9 个无菌平皿、1 瓶无菌蒸馏水 90ml（内置适量玻璃珠）、3 支无菌蒸馏水 9ml 试管、9 支无菌平板计数琼脂、恒温培养箱等。

　　以上材料用量均按照测定一个水样计算。

四、操作步骤

（一）水样的采集与送检

　　（1）供卫生细菌学检验用的采样瓶事先必须洗净，瓶口包扎进行灭菌，并需保证在装运、保存过程中不受污染。

　　（2）在采自来水水样时，先用酒精灯或煤气灯将水龙头烧灼消毒，然后将水龙头完全打开，放水 5～10min，以排出管道内的储存水后再采水样。经常使用的水龙头放水 1～3min 即可采集水样。采水量为瓶容量的 80%左右，以便在检验时可充分摇动混匀水样。

　　（3）收集含余氯的水样时，则采样瓶未灭菌前按每采 500ml 水样加入 1.5%硫代硫酸钠溶液 2ml 的量预先加入采样瓶内,然后在 101.3kPa 下 20min 高压蒸汽灭菌,用于采样后中和水样中的余氯,终止余氯的后续杀菌作用。

(4)取江、河、湖、水库等水源的水样时,应选择有代表性的地点及水质可疑的地方,一般应在距水面 10~15cm 深处取样。采集具有抽水设备的井水,应先抽水约 5min,除去管线中储留的水。

(5)采得水样后应立即记录水样名称、地点、时间等项目,并应从速检验,一般从采集到检验不应超过 2h,条件不允许立即检验时,应存于冰箱,但也不应超过 4h。

(二)菌落总数的测定

菌落总数是指 1ml 水样在普通营养琼脂培养基中,经 37℃培养 24h 后,所生长的微生物菌落的总数。菌落总数是判定水质洁净程度的标志之一(表 5-1)。

表 5-1 一般水源水中菌落总数与水清洁程度的关系

水的类别	细菌总数(CFU/ml)
最清洁水	10~100
清洁水	100~1000
不太清洁水	$1000~1\times10^4$
不清洁水	$1\times10^4~1\times10^5$
极不清洁水	$>1\times10^5$

《我国生活饮用水卫生标准》(GB5749-2006)规定 1ml 水中的菌落总数不超过 100。

1. 生活饮用水菌落总数的测定

(1)将水样用力振摇 20~25 次,使可能存在的细菌凝团得以分散。

(2)以无菌操作法吸取 1ml 充分摇匀的水样,注入无菌平皿中,倾注 15~20ml 已溶解并冷却至 45℃左右的营养琼脂于上述平皿中,并立即旋转平皿,使水样与琼脂充分混匀。每个水样应同时做 2 个平皿,另取 1 个平皿只倾注营养琼脂作空白对照。

(3)待平皿内琼脂冷却凝固后,翻转平皿,使底面向上,置 37℃培养 24h 后取出,计数平皿内菌落数目,2 个平板中平均菌落数即为 1ml 水样中的菌落总数。

2. 水源水菌落总数的测定

(1)以无菌操作法吸取 10ml 充分混匀的水样,注入盛有 90ml 灭菌水的玻璃瓶中混匀成 1:10 稀释液。

(2)吸取 1:10 稀释液 1ml 注入盛有 9ml 灭菌水试管中,混匀成 1:100 稀释液。按同法依次稀释成 1:1000、1:10 000 稀释液等备用。吸取不同浓度的稀释液时,每次必须更换吸管。

(3)用 1ml 无菌吸管吸取 2~3 个适当浓度的稀释液 1ml,分别注入无菌平皿中。倾注 15~20ml 已溶解并冷却至 45℃左右的营养琼脂于上述平皿中,并立即旋转平皿,使水样与琼脂充分混匀。每个水样应同时做 2 个平皿,另取 1 个平皿只倾注营养琼脂作空白对照。

(4)待平皿内琼脂冷却凝固后,翻转平皿,使底面向上,置 37℃培养 24h 后取出,计数平皿内菌落数目,2 个平板中平均菌落数即为 1ml 稀释水样中的菌落总数。

五、测定结果记录

测定结果填入表 5-2 中。

表 5-2　菌落总数测定结果记录表

检测时间

样品名称	饮用水（组）		水源水（组）	
	1	2	1	2
菌落总数（CFU/ml）				
检验者				

六、结果分析与报告

以下内容适用于生活饮用水和水源水的分析和报告。

1. 菌落计数及报告方法　做平板菌落计数时，可用肉眼观察，必要时用放大镜检查，以防遗漏。在记下各平板上的菌落数后，应求出同一稀释度的平均菌落数，供下一步计算时应用。在求同一稀释度的平均数时，若其中 1 个平板有较大片状菌落生长时，则不宜采用，而应以无片状菌落生长的平板作为该稀释度的平均菌落数。若片状菌落不到平板的一半，而其余一半菌落数分布又很均匀，则可数此一半平板上的细菌菌落数乘以 2 代表全平板菌落数，然后再求该稀释度的平均菌落数。

2. 各种不同情况下的计算方法

（1）首先选择平均菌落为 30～300 者进行计算，当只有一个稀释度的平均菌落数符合此范围时，即以该平均菌落数乘以其稀释倍数报告（表 5-3，例次 1）。

（2）若有两个稀释度，其平均菌落数为 30～300，则应按两者菌落数乘以各自稀释倍数后总数的比值（稀释度高的数/稀释度低的数）来决定。若其比值<2，应报告两个总数的平均数（表 5-3，例次 2），若≥2 则报告其中较少的菌落总数（表 5-3，例次 3、4）。

（3）若所有稀释度的平均菌落数均>300，则应按稀释度最高的平均菌落数乘以稀释倍数报告（表 5-3，例次 5）。

（4）若所有稀释度的菌落数都<30，则应该按稀释度最低的平均菌落数乘以稀释倍数报告（表 5-3，例次 6）。

（5）若所有稀释度的平均菌落数均不在 30～300，则以最接近 300 或 30 的平均菌落数乘以稀释倍数报告（表 5-3）。

（6）若所有稀释度均无菌落生长，则以<1 乘以最低稀释倍数报告（表 5-3，例次 8）。

（7）菌落计数的报告：菌落数在 100 以内时按实际数报告，>100 时，采用二位有效数字，在二位有效数字后面的数值，以四舍五入方法计算，为了缩短数字后面的零数，也可用 10 的指数来表示（表 5-3"报告方式"栏）。在报告菌落数为"多不可计"时，应注明水样的稀释倍数。

表 5-3　稀释度选择及菌落总数报告方式

例次	不同稀释度的平均菌落数			两个稀释度菌落总数之比	菌落总数（CFU/ml）	报告方式（CFU/ml）
	10^{-1}	10^{-2}	10^{-3}			
1	1365	164	20	—	16 400	16 000 或 1.6×10^4
2	2760	295	46	1.6	37 750	38 000 或 3.8×10^4
3	2890	271	60	2.2	27 100	27 000 或 2.7×10^4
4	150	30	8	2.0	1500	1500 或 1.5×10^3
5	多不可计	4650	513	—	513 000	51 000 或 5.1×10^5
6	27	11	5	—	270	270 或 2.7×10^2
7	多不可计	305	12	—	30 500	31 000 或 3.1×10^4
8	0	0	0	—	$<1 \times 10$	<10

七、注意事项

（1）实验开始前，首先要将各稀释管、相应平皿做好标记，包括水样名称、稀释度、时间、小组。

（2）进行水样稀释时，更换吸管的顺序：每支吸管吹打混匀本稀释度水样，并吸取 1ml 水样注入下一支无菌水管后即弃去；再用新的吸管在下一稀释度重复上述操作。

（3）预先加热熔化的琼脂可放入 45℃水浴保温。

（4）倾入琼脂混匀，放置 30min 冷却后，皿盖朝下，倒置放入温箱培养。

八、思考题

（1）利用本实验方法是否可测得水样中全部细菌？

（2）本方法为什么主要是检测细菌菌落数，而不是霉菌或酵母菌？

（3）菌落总数主要作为判定受检水样污染程度的标志，以便对水质进行卫生学评价时提供依据。能否根据菌落数高低，判断被检样品致病性强弱？

（4）如果改变培养基成分或培养时间或培养温度，菌落数或菌落种类是否也随之改变，它是否仍具有本实验条件下的卫生学意义？

附

营养琼脂

成分：

蛋白胨	10g
牛肉膏	3g
NaCl	5g
琼脂	15～20g
蒸馏水	1000ml

制法：将除琼脂以外的各成分溶解于蒸馏水内，加入 15% NaOH 溶液约 2ml，校正 pH 至 7.2～7.4，加入琼脂，加热煮沸，使琼脂溶解。分装烧瓶，121℃（103.4 kPa）高压蒸汽灭菌 15min。

备注：

（1）本实验菌落数通常指异养细菌计数。如果欲测量放线菌、霉菌数量，可选用适合此类微生物生长的高氏 1 号培养基、马丁培养基等，降低培养温度至 28℃，适度延长培养时间，如放线菌培养 7～12 天，霉菌培养 4～7 天。

（2）其他环境样品、食品、药品、化妆品等的菌落计数方法，主要在采样和前处理步骤上有不同。

（黄夏宁）

实验六　水中总大肠菌群的测定

一、目　　的

（1）掌握总大肠菌群也称大肠菌群实验的基本原理和意义。

（2）熟悉水样的采集与送检要求、总大肠菌群实验的全部过程和具体操作方法。

（3）了解总大肠菌群实验发酵法、滤膜法的特点、适用范围及注意事项。

二、基 本 原 理

总大肠菌群（total coliform）也称大肠菌群（coliform group 或 coliform）是一群能在 35～37℃条件下，24h 内发酵乳糖产酸产气，需氧或兼性厌氧的革兰氏阴性无芽孢杆菌。主要包括埃希氏菌属、枸橼酸杆菌属、克雷伯菌属、肠杆菌属的细菌。

水质检验中，在 35～37℃培养生长的称为总大肠菌群，在 44～45℃培养生长的称为粪大肠菌群或耐热大肠菌群。

总大肠菌群已成为检测饮用水、水源水、食品、药品、化妆品、物体表面等常规微生物学指标，并制订有相应的卫生标准。

根据总大肠菌群定义，即可用含乳糖的液体或固体培养基，加上一定的抑制剂和指示剂，选择筛选出符合此定义的微生物种群。液体培养有多管发酵法，内容包括初发酵是否利用乳糖产酸产气、平板培养加上染色考察初筛菌种染色属性和是否有芽孢，最后再复发酵乳糖，进一步验证。固体培养有滤膜法。还有根据总大肠菌群所具有的特定酶，建立的大肠菌群产色基质实验等。

三、水样的采集与送检

同实验五"四、操作步骤（一）水样的采集与送检"采样原则。

四、检测水中总大肠菌群的几种主要方法

（一）发酵法

发酵法亦称多管发酵法或三步发酵法，是根据总大肠菌群能发酵乳糖产酸产气的特性进行检验的。发酵法包括初步发酵实验、分离培养和证实实验。此法适用于各种水样，为一般实验室常用的方法。

1. 器材和试剂

（1）器材：显微镜、恒温培养箱、无菌 1ml 吸管 3 支、10ml 吸管 2 支、无菌 100ml 量筒 1 个、无菌水 9ml 1 支、90ml 1 瓶等。

（2）试剂：3 倍浓缩乳糖蛋白胨培养基、品红亚硫酸钠或伊红-亚甲蓝平板、乳糖蛋白胨培养基，革兰氏染色液等。

2. 操作步骤

（1）生活饮用水：按下列 3 个步骤进行检验。

1）初步发酵实验：在 2 个各装有已灭菌 50ml 3 倍浓缩乳糖蛋白胨培养液的大试管或烧瓶中（内有倒管），以无菌操作各加入水样 100ml，在 10 支装有已灭菌 5ml 3 倍浓缩乳糖蛋白胨

培养液的试管中（内有小倒管），以无菌操作各加入水样 10ml。混合后置于 37℃恒温箱中培养 24h。

如所有乳糖蛋白胨培养管都不产酸产气，则结果为总大肠菌群阴性；如有产酸产气者，则按下列步骤进行。

2）平板分离：经培养 24h 后，将产酸产气及只产酸不产气的发酵管分别接种于品红亚硫酸钠培养基或伊红-亚甲蓝培养基上，再置于 37℃恒温箱内培养 18～24h，挑选符合下列特征的菌落：

总大肠菌群在品红亚硫酸钠培养基上的菌落特点：①紫红色，具有金属光泽的菌落；②深红色，不带或略带金属光泽的菌落；③淡红色，中心色较深的菌落。

总大肠菌群在伊红-亚甲蓝培养基上的菌落特点：①深紫黑色，具有金属光泽的菌落；②紫黑色，不带或略带金属光泽的菌落；③淡紫红色，中心色较深的菌落。

取符合上述特征菌落的一小部分进行涂片、革兰氏染色、镜检。

3）复发酵实验：上述涂片镜检如为革兰氏阴性无芽孢杆菌，则挑取该菌落的另一部分再接种于普通浓度乳糖蛋白胨培养液中（内有小倒管），每管可接种分离自同一初发酵管的最典型的菌落 1～3 个，然后置于 37℃恒温箱中培养 24h，有产酸产气者（不论倒管内气体多少皆作为产气），即证实有总大肠菌群存在。

4）测定结果记录：根据证实有总大肠菌群存在的阳性管（瓶）数查表 6-1，报告每升水样中的总大肠菌群数。

表 6-1 总大肠菌群数检数表
接种水样总量 300ml（100ml 2 份，10ml 10 份）

10ml 水量的阳性管数	100 ml 水量的阳性管（瓶）数		
	0	1	2
	每升水样中总大肠菌群数	每升水样中总大肠菌群数	每升水样中总大肠菌群数
0	<3	4	11
1	3	8	18
2	7	13	27
3	11	18	38
4	14	24	52
5	18	30	70
6	22	36	92
7	27	43	120
8	31	51	161
9	36	60	230
10	40	69	>230

（2）水源水

1）将水样做 1∶10 及 1∶100 稀释（必要时可再进一步稀释）。

2）分别吸取 1ml 1∶100 稀释水样、1ml 1∶10 稀释水样及 1ml 原水样，分别注入装有 10ml 普通浓度乳糖蛋白胨培养液的试管中（内有倒管）。另取 10ml 原水样，注入装有 5ml 3 倍浓缩乳糖蛋白胨培养液的试管中（内有倒管）。如为较清洁水样，可再取 100ml 原水样注入装有 50ml 3 倍浓缩乳糖蛋白胨培养液的大试管或烧瓶中（内有倒管）。然后置于 37℃恒温箱中培养 24h。

3）以下的检验步骤同上述生活饮用水的检验方法。

4）测定结果记录：根据证实有总大肠菌群存在的阳性管（瓶）数查表 6-2 或表 6-3，报告每升水样中的总大肠菌群数，填表 6-4 中。

表 6-2　总大肠菌群数检数表

接种水样总量 111.1ml（100ml、10ml、1ml、0.1ml 各 1 份）

接种水样总量（ml）				每升水样中
100	10	1	0.1	总大肠菌群数
−	−	−	−	<9
−	−	−	+	9
−	−	+	−	9
−	+	−	−	9.5
−	−	+	+	18
−	+	−	+	19
−	+	+	−	22
+	−	−	−	23
−	+	+	+	28
+	−	−	+	92
+	−	+	−	94
+	−	+	+	180
+	+	−	−	230
+	+	−	+	960
+	+	+	−	2380
+	+	+	+	>2380

表 6-3　总大肠菌群数检数表

接种水样总量 11.11ml（10ml、1ml、0.1ml、0.01ml 各 1 份）

接种水样总量（ml）				每升水样中
10	1	0.1	0.01	总大肠菌群数
−	−	−	−	<90
−	−	−	+	90
−	−	+	−	90
−	+	−	−	95
−	−	+	+	180
−	+	−	+	190
−	+	+	−	220
+	−	−	−	230
−	+	+	+	280
+	−	−	+	920
+	−	+	−	940

续表

接种水样总量（ml）				每升水样中
10	1	0.1	0.01	总大肠菌群数
+	−	+	+	1800
+	+	−	−	2300
+	+	−	+	9600
+	+	+	−	23 800
+	+	+	+	>23 800

（二）滤膜法

由于发酵法检测时间较长，如果受检的水样杂质较少可选用滤膜法。滤膜为微孔薄膜，可过滤大量水样，并可直接计数。将水样注入已灭菌的放有滤膜的滤器中，经过抽滤，细菌即被截留在膜上，然后将滤膜贴于品红亚硫酸钠培养基上进行培养。因总大肠菌群细菌发酵乳糖，可在滤膜上出现紫红色具有金属光泽的菌落，计数和鉴定滤膜上生长的总大肠菌群菌落，计算出每升水样中含有的总大肠菌群数。

1. 器材和试剂

（1）器材：抽气设备、显微镜、恒温培养箱、滤器（容量为 500ml）、滤膜（3 号）、无齿镊子。

（2）试剂：品红亚硫酸钠培养基、乳糖蛋白胨培养基，革兰氏染色液。其他材料同"细菌总数"及"发酵法"。

2. 操作步骤

（1）准备工作

1）滤膜鉴定实验：用滤膜过滤已知总大肠菌群悬液，过滤后，将滤膜贴于品红亚硫酸钠培养基上，经 37℃培养 16～18h，滤膜上应生长出具有上述总大肠菌群典型特征的菌落。随即以上述已过滤的滤液，接种于乳糖蛋白胨培养液，经 37℃培养 24h，应无产酸产气现象，即证实滤膜能把总大肠菌群全部截留在滤膜上。滤膜经过鉴定，符合要求可以使用。

2）滤膜灭菌：将滤膜放入烧杯中加入蒸馏水置于沸水浴中煮沸灭菌 3 次，每次 15min。前两次煮沸后需换水洗涤 2～3 次，以除去滤膜制作过程中的残留物。

3）滤器灭菌：121℃（103.4kPa）加压蒸汽灭菌 20min。也可用点燃的酒精棉球火焰灭菌。

（2）过滤水样

1）用无菌镊子夹取灭菌滤膜边缘部分，将粗糙面向上，贴放于已灭菌的滤器上，固定好滤器后，将 333ml 水样注入滤器中，加盖，打开滤器阀门在-0.5 标准大气压下进行抽滤。

2）水样滤完后，再抽气约 5s，关上滤器阀门，取下滤器，用灭菌镊子夹取滤膜边缘部分，移放在品红亚硫酸钠培养基，滤膜截留细菌的一面向上，与培养基完全贴紧，两者之间不得留有气泡，然后将平板倒置放入 37℃恒温箱内培养 16～18h。

3. 测定结果记录

观察结果

1）挑选符合下列特征菌落进行涂片、革兰氏染色和镜检。

A. 紫红色，具有金属光泽的菌落。

B. 深红色，不带或略带金属光泽的菌落。

C. 淡红色，中心颜色较深的菌落。

2）凡革兰氏染色为阴性无芽孢杆菌，再接种乳糖蛋白胨培养液（内有倒管），经 37℃培养

6~8h，产气者，则判定为总大肠菌群。

3）1L 水样中总大肠菌群数等于滤膜上生长的总大肠菌群菌落总数乘以 3。滤膜上生长的菌落一般以不超过 60 个为宜，若过于稠密则难以准确计数。

（三）总大肠菌群一步法测定

总大肠菌群三步发酵法操作烦琐、费时费力，不太适合大批量样品检测的需要。一步多管平板涂布法操作简便，结果迅速、准确。其基本原理是总大肠菌群类细菌在发育过程中产生琥珀酸脱氢酶，它可以还原氯化三苯四氮唑（TTC）使之成为红色，导致总大肠菌群的菌落呈红色，这一反应是不可逆的。计算红色菌落的数目并乘以稀释倍数即得总大肠菌群数，红色菌落数加上非红色菌落数再乘以稀释倍数即为样品中的细菌总数。

1. 器材和试剂　待测样品（肠杆菌与葡萄球菌的混合菌液），培养基，"L"形玻璃棒等。

2. 操作步骤

（1）将待测样品用无菌蒸馏水做 1∶10，1∶100，1∶1000，1∶100 000 稀释后，于每一平皿中加入 0.1ml，以无菌 "L" 形玻璃棒铺平。

（2）待平板稍干后，置 37℃培养 10~15h，观察结果。

3. 测定结果记录　总大肠菌群的菌落呈红色，周围微黄；菌落不出现红色为阴性。在此实验中，红色菌落为总大肠菌群，白色菌落为葡萄球菌。计数红色菌落数乘以稀释倍数即为样品中的总大肠菌群数，红色菌落加白色菌落再乘以稀释倍数即为样品中的菌落总数。

五、结果分析与报告

《我国生活饮用水卫生标准》（GB5749-2006）规定 100ml 水中总大肠菌群数不得检出。总大肠菌群数测定结果记录表见表 6-4。

表 6-4　总大肠菌群数测定结果记录表

检测时间

样品名称	多管发酵法			
	饮用水（组）		水源水（组）	
	1	2	1	2
各组水样管数				
初发酵阳性管数				
品红亚硫酸钠或伊红-亚甲　蓝培养基				
革兰氏染色				
复发酵阳性管数				
总大肠菌群数（个/L）				

样品名称	滤膜法（皿）		
	1	2	3
过滤样本量（ml）			
肉眼观察可疑菌落数			
最终证实菌落数			
总大肠菌群数（个/L）			
检验者			

六、注意事项

（1）检测水源水等水样时，除采用4管发酵法外，还常采用15管发酵法，后者精度更高，但稍显烦琐。

（2）应用滤膜法时，为了节省时间，也可不过滤333ml水样，可缩减水量。最终结果按下列公式计算：

$$总大肠菌群菌落数(CFU/1000ml) = \frac{数出的总大肠菌群菌落数 \times 1000}{过滤的水样体积(ml)}$$

（3）水样滤完后，应再用少许无菌水冲洗滤器内壁，使可能附于滤器壁的细菌全部冲下来。

七、思考题

（1）用发酵法检测水样，特别是水源水、污水等时，如果出现所有管（瓶）都没有发酵，或所有管（瓶）都有产酸产气现象，你认为此结果是否满意？

（2）比较发酵法与滤膜法所测结果，分析两种方法优缺点和适用对象。

（3）总大肠菌群和粪大肠菌群之间的差异，哪个更具有卫生学意义？

（4）品红亚硫酸钠或伊红-亚甲蓝培养基是鉴别培养基还是选择性培养基？

附

（一）培养基的配制

1. 营养琼脂
成分：

蛋白胨	10g
牛肉膏	3g
氯化钠	5g
琼脂	15~20g
蒸馏水	1000ml

制法：将除琼脂以外的各成分溶解于蒸馏水内，加入15%NaOH溶液约2ml，校正pH至7.2~7.4，加入琼脂，加热煮沸，使琼脂溶解。分装烧瓶，121℃（103.4kPa）高压蒸汽灭菌15min。

2. 乳糖蛋白胨培养液
成分：

蛋白胨	10g
牛肉膏	3g
乳糖	5g
氯化钠	5g
1.6%溴甲酚紫乙醇溶液	1ml
蒸馏水	1000ml
pH 7.2~7.4	

制法：将蛋白胨、乳糖及牛肉膏加热溶于1000ml水中，校正pH。加入指示剂，混匀，按检验要求分装于有小倒管的试管内。115℃（68.9kPa）高压蒸汽灭菌20min。储存于暗处备用。双倍浓缩乳糖蛋白胨培养基除蒸馏水外，其他成分加倍。

3. 伊红-亚甲蓝琼脂
成分：

蛋白胨	10g

乳糖	10g
磷酸氢二钾	2g
琼脂	17g
2%伊红水溶液	20ml
0.65%亚甲蓝溶液	10ml
蒸馏水	1000ml

pH 7.2～7.4

制法：将蛋白胨、磷酸盐和琼脂溶解于蒸馏水中，校正 pH，分装于烧瓶内，121℃（103.4kPa）高压蒸汽灭菌 15min 备用。临用时加入乳糖并加热熔化琼脂，冷至 50～55℃，加入伊红和亚甲蓝溶液，摇匀，倾注平板。

4. 品红亚硫酸钠平板（供滤膜法用）

成分：

蛋白胨	10g
酵母浸膏	5g
牛肉膏	5g
乳糖	10g
琼脂	20g
磷酸氢二钾	3.5g
无水亚硫酸钠	5g 左右
5%碱性品红乙醇溶液	20ml
蒸馏水	1000ml

制法：将琼脂加入蒸馏水中，加热溶解，然后加入磷酸氢二钾、酵母浸膏、牛肉膏和蛋白胨，混匀，校正 pH 至 7.2～7.4，趁热用脱脂棉过滤，再加入乳糖，混匀后分装于烧瓶内，115℃（68.9kPa）高压蒸汽灭菌 20min。

无菌吸取 5%碱性品红乙醇溶液置于灭菌空试管中，称取无水亚硫酸钠置于灭菌空试管中，加少许灭菌水使其溶解，再置沸水浴中煮沸 10min 灭菌。用灭菌吸管吸取已灭菌的亚硫酸钠溶液，加于碱性品红乙醇溶液内至深红色退为淡粉红色为止，将此混合液全部加至上述培养基内，充分混合（防止产生气泡），立即倾注平板，冷却凝固后置冰箱内备用。

注：已制成的培养基置冰箱内保存也不宜超过 2 周，如培养基已由淡红色变成深红色，则不能使用。

5. 总大肠菌群一步法测定培养基

成分：

蛋白胨	1.0g
NaCl	0.5g
1%去氧胆酸钠	0.5ml
磷酸氢二钾	0.27g
乳糖	1.0g
琼脂	0.5g
牛心浸液	100ml

制法：将上述成分混合，调 pH 至 7.0～7.2，高压蒸汽灭菌后冷至 60℃后加入 TTC（1.5% TTC 1ml/100ml 培养基），之后倒入无菌平皿中，待凝固。

牛心浸液的制备：新鲜牛心 500g，去脂肪、筋、血管，并绞碎，置 1000ml 蒸馏水中，4℃冰箱保存 24h，不时搅拌。然后将其置 50～60℃水浴 3～4h，再逐渐加热至 100℃，持续 1～2min。经纱布和滤纸过滤，将滤液调至 1000ml，高压蒸汽灭菌后备用。

备注:

（1）国家《生活饮用水标准检验方法微生物指标》（GB/T 5750.12-2006）中，菌落总数是指 1ml 水样在普通营养琼脂培养基中，经 37℃ 48h 培养后，所含菌落的总数。本实验采用 24h 培养，是为了节约实验时间。

（2）本实验方法中总大肠菌群测定采用 4 管法测定，以减少实验准备工作。在国家《生活饮用水标准检验方法微生物指标》（GB/T 5750.12-2006）中，有关总大肠菌群的检测，对已经处理过的出厂自来水，可直接接种 5 份 10ml 水样（5 管法）发酵培养，根据阳性管数查相应的最可能数（most probable number，MPN）表。而对一般生活饮用水及其水源水，采用 15 管发酵法测定水中的总大肠菌群，同样根据每组出现阳性管数查相应的最可能数表。多管发酵法的结果是概率理论与不同实验设计结合的产物。一般接种分组增加，每组接种管数增多，其所获数值精度相应提高。最可能数计算较复杂，一般应用时是查已预先计算好的最可能数表。

（3）有关粪便污染指示菌的内涵与外延随着人们对客观世界认识的不断深入，也在不断完善。除了采用乳糖发酵法，总大肠菌群测定还可采用酶底物法，定义为能产生 β-半乳糖苷酶，在选择性培养基上分解特定底物呈现颜色变化的细菌种群为总大肠菌群。

（二）总大肠菌群及大肠埃希氏菌快速检测方法介绍

大肠菌群产色基质实验（chromogenic substrate coliform test）为检测饮用水中总大肠菌群的方法。此法基于总大肠菌群含特异性 β-半乳糖苷酶，可将底物邻硝基苯 β-D-吡喃半乳糖苷（ONPG）分解产生黄色的邻硝基苯，以及大肠埃希氏菌具有特异性 β-葡萄糖醛酸酶，可将底物 4-甲基伞形酮基-β-D-葡萄糖醛酸（MUG）分解成发荧光的化合物。此法仅需 24h 完成，无须确认实验，2 个检测指标一次完成。

我国在国家《生活饮用水标准检验方法微生物指标》（GB/T 5750.12-2006）中，引入上述快速检测方法，称为酶底物法。

1. 总大肠菌群酶底物法（enzyme substrate technique for total coliforms）

（1）器材和试剂

1）器材：高压蒸汽灭菌器，干热灭菌器（烤箱），培养箱。量筒：100ml，500ml，1000ml。吸管：1ml，5ml，10ml 的无菌玻璃吸管或塑料一次性吸管。稀释瓶：100ml，250ml，500ml，1000ml 能耐高压的灭菌玻璃瓶。试管：可高压蒸汽灭菌的玻璃或塑料试管，大小约 15mm×10cm。

2）试剂：酶底物试剂（商品化成品，见后附）。

（2）操作步骤

1）水样稀释：检测所需水样为 100ml。若水样污染严重，可对水样稀释。取水样 10ml 加入到 90ml 灭菌生理盐水中，必要时可加大稀释度。

2）定性反应：用 100ml 的无菌稀释瓶量取 100ml 水样，加入（2.7±0.5）g MMO-MUG 培养基粉末，混匀使之完全溶解后，放入（36±1）℃的培养箱内培养 24h。

3）10 管法：用 100ml 的无菌稀释瓶取 100ml 水样，加入（2.7±0.5）g MMO-MUG 培养基粉末，混匀使之完全溶解。

准备 10 支或适当大小的无菌试管，用无菌吸管分别从前述稀释瓶中吸取 10 ml 水样至各试管中，放入（36±1）℃的培养箱内培养 24h。

（3）测定结果记录

1）结果判读：将水样培养 24h 后进行结果判读，如果结果为可疑阳性，可延长培养时间到 28h 进行结果判读，超过 28h 之后出现的颜色反应不作为阳性结果。

2）定性反应：水样经 24h 培养后如果颜色变成黄色，判断为阳性反应，表示水中含有总大肠菌群。水样颜色未发生变化判断为阴性反应。定性反应结果以总大肠菌群检出或未检出报告。

3）10 管法：将培养 24h 之后的试管取出观察，如果试管内水样变成黄色则表示该试管含有总大肠菌群。

计算有黄色反应的试管数，对照表6-5查出其代表的总大肠菌群最可能数，结果以 MPN/100ml 表示。如所有管未产生黄色，则可报告为总大肠菌群未检出。

表6-5　10 管法不同阳性结果的最可能数（MPN）及95%可信范围

阳性试管数	总大肠菌群（MPN/100 ml）	95%可信范围	
		下限	上限
0	<1.1	0	3.0
1	1.1	0.03	5.9
2	2.2	0.26	8.1
3	3.6	0.69	10.6
4	5.1	1.3	13.4
5	6.9	2.1	16.8
6	9.2	3.1	21.1
7	12.0	4.3	27.1
8	16.1	5.9	36.8
9	23.0	8.1	59.5
10	>23.0	13.5	-

2. 大肠埃希氏菌酶底物法（enzyme substrate technique for *Escherichia coliforms*）

大肠埃希氏菌不仅具备 β-半乳糖苷酶，还具备 β-葡萄糖醛酸酶，既可将底物邻硝基苯-β-D-吡喃半乳糖苷（ONPG）分解产生黄色的邻硝基苯，也可将底物 4-甲基伞形酮基-β-D-葡萄糖醛酸（MUG）分解成发荧光的化合物。通过产色与否可判断有无大肠埃希氏菌存在可能性，通过是否有荧光发生可鉴定是否为大肠埃希氏菌。

（1）器材和试剂

1）器材：紫外光灯（6W，波长 366nm，用于观测荧光）；高压蒸汽灭菌器；干热灭菌器（烤箱）；培养箱。量筒：100ml，500ml，1000ml。吸管：1ml，5ml，10ml 的无菌玻璃吸管或塑料一次性吸管。稀释瓶：100ml，250ml，500ml，1000ml 能耐高压的灭菌玻璃瓶。试管：可高压蒸汽灭菌的玻璃或塑料试管，大小约 15mm×10cm。

2）试剂：酶底物试剂。

A. 培养基：在本标准中酶底物法采用固定底物技术（defined substrate technology，DST），本方法采用 minimal medium ONPG-MUG（MMO-MUG）培养基，可选用市售商品化制品。每 1000ml MMO-MUG 培养基所含基本成分为：

硫酸铵 [（NH$_4$）$_2$SO$_4$] 　　5.0g
硫酸锰（MnSO$_4$）　　0.5mg
硫酸锌（ZnSO$_4$）　　0.5mg
硫酸镁 （MgSO$_4$）　　100mg
氯化钠（NaCl）　　10g
氯化钙（CaCl$_2$）　　50mg
亚硫酸钠（Na$_2$SO$_3$）　　40mg
两性霉素 B（Amphotericin B）　　1mg
邻硝基苯-β-D-吡喃半乳糖苷（ONPG）　　500mg
4-甲基伞形酮基-β-D-葡萄糖醛酸（MUG）　　75mg
茄属植物萃取物（Solanium 萃取物）　　500mg
N-2-羟乙基哌嗪-*N*-2-乙磺酸钠盐（HEPES 钠盐）　　5.3mg
N-2-羟乙基哌嗪-*N*-2-乙磺酸（HEPES）　　6.9mg

B. 生理盐水：8.5 g/L 的生理盐水，用于稀释样品。

成分：

氯化钠	8.5g
蒸馏水	1000ml

溶解后，分装到稀释瓶内，每瓶 90ml，103.4kPa（121℃）20min 高压蒸汽灭菌。

（2）操作步骤：操作步骤同总大肠菌群。

（3）测定结果记录

1）结果判读：同总大肠菌群，查表 6-5。水样变黄色同时有蓝色荧光判断为大肠埃希氏菌阳性，水样未变黄色而有荧光产生不判定为大肠埃希氏菌阳性。

2）定性反应：将经过 24h 培养颜色变成黄色的水样在暗处用波长为 366nm 的紫外光灯照射，如果有蓝色荧光产生判断为阳性反应，表示水中含有大肠埃希氏菌。水样未产生蓝色荧光判断为阴性反应。结果以大肠埃希氏菌检出或未检出报告。

3）10 管法：将经过 24h 培养颜色变成黄色的水样在暗处用波长为 366nm 的紫外光灯照射，如果有蓝色荧光产生表示有大肠埃希氏菌存在。计算有荧光反应的试管数，对照表 6-5 查出其代表的大肠埃希氏菌最可能数。结果以 MPN/100ml 表示。如果所有管未产生荧光，则可报告为大肠埃希氏菌未检出。

（谷康定）

实验七　水中 O1 群与非 O1 群霍乱弧菌检测

一、目　　的

（1）掌握霍乱弧菌检测的基本原理和意义。

（2）熟悉霍乱弧菌检测的过程和操作方法。

二、基　本　原　理

霍乱弧菌是人类霍乱的病原体。霍乱是一种古老且流行广泛的烈性传染病，曾在世界上引起多次大流行，主要表现为剧烈的呕吐、腹泻、失水，死亡率甚高，属于国际检疫传染病。

世界卫生组织（WHO）腹泻控制中心根据弧菌的生化性状，O 抗原的特异性和致病性等不同，将霍乱弧菌分为三群。

（1）O1 群霍乱弧菌：包括古典生物型霍乱弧菌和埃尔托生物型霍乱弧菌。前者是 19 世纪从患者粪便中分离出来的弧菌；后者为 20 世纪初从埃及西奈半岛埃尔托检疫站所发现的溶血弧菌。根据菌体抗原成分又可分为三种血清型，即稻叶型（Inaba，原型，含 AC）、小川型（Ogawa，异型，含 AB）和彦岛型（Hikojima，中间型，含 ABC）。本群霍乱弧菌是霍乱的主要致病菌。

（2）非 O1 群霍乱弧菌：本群弧菌鞭毛抗原与 O1 型相同，而菌体（O）抗原则不同。本群根据 O 抗原的不同，可分为 137 个血清型（即 O2～O138），其中一些弧菌能产生类霍乱肠毒素的毒素，而另一些仅产生类似大肠杆菌的热肠毒素，因此少数血清也可引起胃肠炎。以往认为非 O1 型霍乱弧菌仅引起散发的胃肠炎性腹泻，而不引起暴发流行，因而此流行菌群感染不作霍乱处理。但 1992 年在印度和孟加拉等地发生霍乱暴发流行，后经证实此流行菌群不被 O1 群霍乱弧菌和 137 个非 O1 群霍乱弧菌诊断血清所凝集，是一种新的血清型，被命名为 O139 型霍乱弧菌，从而改变了人们以前对非 O1 型霍乱弧菌的认识。O139 型霍乱弧菌有可能取代 O1 型霍乱弧菌蔓延至世界各国，尤其是亚洲、非洲、拉丁美洲各地区。随后非 O1 群霍乱弧菌又扩展至 154 个血清型（即 O2～O155）。

（3）不典型 O1 群霍乱弧菌：本群霍乱弧菌可被多价 O1 群血清所凝集，但本群弧菌在体内外均不产生肠毒素，因此没有致病性。

霍乱弧菌是一类形体短小弯曲如弧状的革兰氏阴性菌，单鞭毛，运动极其活泼。霍乱弧菌的生长对营养要求不高，在 pH 8.8～9.0 的碱性蛋白胨水或平板中生长良好。因其他细菌在这一 pH 不易生长，故碱性蛋白胨水可作为选择性增殖霍乱弧菌的培养基。在碱性平板上，霍乱弧菌的菌落直径约为 2mm，圆形，光滑，透明。霍乱弧菌能发酵葡萄糖、麦芽糖、甘露醇、蔗糖、半乳糖等产酸，迟缓发酵乳糖；不分解阿拉伯糖、水杨素、卫矛醇、鼠李糖、木糖、侧金盏花醇和肌醇；氧化酶、明胶液化实验阳性。霍乱弧菌能分解色氨酸产生吲哚，同时能还原硝酸盐为亚硝酸盐。因此当霍乱弧菌培养在含硝酸盐的蛋白胨水中，所产生的亚硝酸盐与吲哚结合成亚硝基吲哚，滴加浓硫酸即出现蔷薇色，称为霍乱红实验阳性。

三、器材和试剂

1. 器材　恒温培养箱、显微镜、生物安全柜、1ml 灭菌吸管、10ml 灭菌吸管、灭菌平皿、灭菌试管、100ml 灭菌锥形瓶、500ml 灭菌锥形瓶、洁净的载玻片、洁净的盖玻片、接种环等。

2. 培养基和试剂 碱性蛋白胨水（APW）、TCBS 琼脂、Chrom ID Vibrio 弧菌显色培养基、氯化钠营养琼脂、氯化钠三糖铁琼脂、鸟氨酸脱羧酶氯化钠肉汤（ODC）、赖氨酸脱羧酶氯化钠肉汤（LDC）、精氨酸双水解酶氯化钠肉汤（ADH）、β-半乳糖苷酶试剂、靛基质氯化钠肉汤、氯化钠蛋白胨水、1%氯化钠溶液、O/129 纸片、O1 群和 O139 群霍乱弧菌诊断血清等。

四、操作步骤

（一）水样的采集与送检

（1）霍乱弧菌的检测水样包括河口水、江河水、沟渠水、池塘水、湖水、井水、港湾海水、自来水厂源水、医院污水排放口、下水道排放口、海产品养殖水、海产品交易市场的出水口等。需要时也可采集水体的底泥作为检材。

（2）采样瓶事先必须洗净，瓶口包扎、高压蒸汽灭菌，并需保证在装运、保存过程中不受污染。

（3）一般在可疑污染的河流、池塘岸边的 30cm 深度以内的表层水采取水样。采水量为容量瓶的 80%左右，以便在检验时可充分摇动混匀水样。连续采取多份水样时，注意防止水样间相互污染。采取的水样应尽快送到实验室。不能在一天内送检者，应在采水点立即将浓缩蛋白胨水加至水样中，即 50ml 十倍浓缩碱性蛋白胨水加入 450ml 水样中，摇匀，室温下运送至实验室。

（二）霍乱弧菌的检测

1. 选择性增菌

（1）第一次选择性增菌：以无菌操作取 25ml 待测水样，加入装有 225ml 灭菌碱性蛋白胨水增菌液的锥形瓶内，37℃，200r/min，在恒温摇床中培养 6h。加入样品前，碱性蛋白胨水应预先保温至 37℃。

（2）第二次选择性增菌：取 1ml 第一次选择性增菌培养物接种到 10ml 碱性蛋白胨水中，42℃，200r/min，在恒温摇床中培养 18h。

2. 分离培养

（1）分别用直径 3mm 的接种环从第一次选择性增菌和第二次选择性增菌的碱性蛋白胨水增菌液中蘸取一接种环，划线接种于 TCBS 琼脂和 Chrom ID Vibrio 弧菌显示培养基平板以分离菌落。平板倒置培养，37℃，在恒温培养箱中培养 24h。

（2）经 24h 培养后，检查平板有无可疑菌落。在平板背面标记可疑菌落。霍乱弧菌在 TCBS 上的可疑菌落形态为：表面光滑，黄色，直径为 2～3mm。霍乱弧菌在 Chrom ID Vibrio 弧菌显色培养基上的可疑菌落形态为：蓝色、蓝绿色或绿色。

3. 霍乱弧菌的鉴定

（1）选择可疑菌落并纯化：挑取至少 5 个可疑菌落，进行传代培养，若平板上的可疑菌落少于 5 个，则挑取全部菌落传代培养。将单个可疑菌落划线接种于氯化钠营养琼脂平板，倒置培养，37℃，在恒温培养箱中培养 24h 后，对平板上的菌落进行鉴定。

（2）初步鉴定

1）显微镜观察

A. 革兰氏染色实验：霍乱弧菌为革兰氏染色阴性，无芽孢，弧形或弯曲状。

B. 动力实验：将菌落接种于一管碱性蛋白胨水，37℃，200r/min，在恒温摇床中培养 3h，滴一滴细菌悬液于一干净的载玻片上，盖上盖玻片，显微镜下观察细菌运动性。霍乱弧菌培养物为动力阳性。

2）氯化钠三糖铁实验：将菌落接种于氯化钠三糖铁试管斜面，穿刺底层并划线斜面，37℃，在恒温培养箱中培养 24h。

霍乱弧菌在氯化钠三糖铁斜面上的反应为底层黄色（葡萄糖发酵反应阳性），斜面黄色（乳糖或蔗糖阳性），琼脂底层无黑色产生（不产生硫化氢）、无气泡，培养基完整无爆裂（不产气）。

（3）生化确证实验

1）鸟氨酸脱羧酶实验：将菌落接种于鸟氨酸脱羧酶氯化钠肉汤试管中，肉汤上面覆盖 1ml 灭菌矿物油。37℃，培养 24h。

霍乱弧菌鸟氨酸脱羧酶实验阳性，培养后液体浑浊变紫色。

2）赖氨酸脱羧酶实验：将菌落接种于赖氨酸脱羧酶氯化钠肉汤试管中，肉汤上面覆盖 1ml 灭菌矿物油。37℃，培养 24h。

霍乱弧菌赖氨酸脱羧酶实验阳性，培养后液体浑浊变紫色。

3）精氨酸双水解酶实验：将菌落接种于精氨酸双水解酶氯化钠肉汤试管中，肉汤上面覆盖 1ml 灭菌矿物油。37℃，培养 24h。

霍乱弧菌精氨酸双水解酶实验阴性，培养后液体为黄色。

4）β-半乳糖苷酶实验：将菌落在装有 0.25ml 氯化钠的试管中制成菌悬液，加入一滴甲苯，振摇试管。将试管放入 37℃水浴锅中，静置 5min 后，加入 0.25ml β-半乳糖苷酶试剂，混匀，将试管放入 37℃水浴锅中，20min 后观察。霍乱弧菌 β-半乳糖苷酶实验阳性，培养后液体变为黄色。而 24h 后无颜色变化则为阴性反应。

5）靛基质实验：将菌落接种于装有 5ml 胰蛋白胨-色氨酸氯化钠肉汤中，37℃，培养 24h 后，加入 1ml Kovacs' 试剂。霍乱弧菌靛基质实验阳性，形成红色环。

6）氯化钠耐受实验：将菌落分别接种至氯化钠浓度为 0、2%、4%、6%、8% 和 10% 系列浓度的氯化钠蛋白胨水试管中，37℃，培养 24h 后，观察溶液是否变为浑浊，判断细菌能否在相应的氯化钠浓度下生长。

7）O/129 敏感实验：取 1ml 菌悬液，均匀涂布于氯化钠营养琼脂平板，将 O/129（2，4 二氨基-6，7-二异丙基蝶啶）为 10μg 和 150μg 的药敏纸片贴在接种有待测菌的平板，37℃，在恒温培养箱中培养 24h 后，纸片周围观察到任何大小的抑菌环均判定为 O/129 实验敏感。

（4）血清凝集实验：生理盐水、O1 群霍乱弧菌诊断血清和 O139 群霍乱弧菌诊断血清分别各滴一滴于干净的载玻片上，将分离培养基上一个典型的霍乱弧菌菌落分为三小份，分别与生理盐水、O1 群霍乱弧菌诊断血清和 O139 群霍乱弧菌诊断血清混匀，10s 后观察结果。

在相应的诊断血清中很快出现肉眼可见的明显凝集，而在生理盐水中不凝集者为 O1 群或 O139 群霍乱弧菌。

与生理盐水、O1 群霍乱弧菌诊断血清和 O139 群霍乱弧菌诊断血清均不凝集，且生化反应符合霍乱弧菌特性的为非 O1 群霍乱弧菌。

五、测定结果记录

霍乱弧菌检测结果记录表见表 7-1。

表 7-1　霍乱弧菌检测结果记录表

样品名称：		采样地点：	
采样时间：		检测时间：	
检测步骤	使用的培养基	培养温度和时间	观察现象
1. 增菌（第一次）	碱性蛋白胨水	37℃，6h	□浑浊生长　　□沉淀生长 □清亮 □菌膜 □穿梭运动
2. 增菌（第二次）	碱性蛋白胨水	42℃，6h	□浑浊生长　　□沉淀生长 □清亮 □菌膜 □穿梭运动
3. 平板分离	TCBS	37℃，24h	□黄色，表面光滑，圆形，湿润菌落 □无目标菌的可疑菌落
	Chrom ID Vibrio 平板	37℃，24h	□蓝色、蓝绿色、绿色菌落 □无目标菌的可疑菌落
4. 纯培养	氯化钠营养琼脂平板	37℃，24h	□黄色，表面光滑，圆形，湿润菌落 □无目标菌的可疑菌落
	显微镜检验	革兰氏染色实验	□阴性，无芽孢，弧形或弯曲状 □无目标菌的可疑菌株
		动力实验	□+ □−
5. 生化鉴定	生化管 蔗糖	37℃，24h	□+ □−
	葡萄糖		□+ □−
	产气		□+ □−
	硫化氢		□+ □−
	靛基质		□+ □−
	ODC		□+ □−
	LDC		□+ □−
	ADH		□+ □−
	嗜盐性		0 □+ □− 2% □+ □− 6% □+ □− 8% □+ □− 10% □+ □−
	O 129 10μg 150μg		□+ □− □+ □−
血清凝集实验	霍乱诊断血清	O1 群霍乱弧菌诊断血清 O139 群霍乱弧菌诊断血清	□+ □− □+ □−
检测结果	□ 未检出霍乱弧菌 □ 检出霍乱弧菌＿＿＿型 □ 非 O1 群霍乱弧菌		

注：+表示阳性；−表示阴性。

六、结果分析与报告

霍乱弧菌的生化性状见表 7-2。

表 7-2 霍乱弧菌的生化性状

实验项目	结果	实验项目	结果
革兰氏染色镜检	革兰氏阴性，无芽孢，弧形或弯曲状	尿素酶	−
动力实验	+	鸟氨酸脱羧酶实验	+
42℃生长	+	赖氨酸脱羧酶实验	+
氧化酶实验	+	精氨酸双水解酶实验	−
乳糖	−	β-半乳糖苷酶实验	+
蔗糖	+	O129 抑菌实验	
葡萄糖	+	10μg	敏感
分解葡萄糖产气	−	150μg	敏感
硫化氢	−	嗜盐性实验氯化钠含量	
D-纤维二糖	−	0	+
D-甘露糖	+	2%	+
阿拉伯糖	−	6%	
靛基质	+	8%	
明胶酶	+	10%	

注：+表示阳性；−表示阴性。

根据上述实验结果，表明在水样中检出或未检出霍乱弧菌并进一步报告血清群别。

七、注 意 事 项

（1）实验中所用的培养基，应预先 37℃保温。

（2）检测样品时，要穿实验专用服，戴口罩、手套。实验用过的口罩、手套、样品、培养物、实验废弃物等，均要高压蒸汽灭菌处理后，方可丢弃。

（3）用过的玻片、玻璃吸管、试管等及时放入消毒缸中浸泡。实验完毕，用浸泡消毒液的抹布擦拭台面，紫外线照射消毒。

八、思 考 题

分离和鉴定霍乱弧菌时，应注意哪些问题？

附

1. 碱性蛋白胨水

蛋白胨	20.0g
氯化钠	20.0g
蒸馏水	1000ml

制法：混匀后，调节 pH 至 8.6，根据实验需要分装于锥形瓶或试管中，121℃（103.4 kPa）高压蒸汽灭菌 15min。

2. TCBS 琼脂

商品化 TCBS 琼脂	89.0g
蒸馏水	1000ml

制法：商品化 TCBS 琼脂 89.0g 煮沸溶解于 1000ml 蒸馏水，调节 pH 至 8.6，不要高压蒸汽灭菌，分装 15～20ml 于培养皿内制成平板。

3. Chrom ID Vibrio 弧菌显色培养基

Chrom ID Vibrio 弧菌显色培养基	56.1g
蒸馏水	1000ml

制法：商品化 Chrom ID Vibrio 弧菌显色培养基 56.1g 煮沸溶解于 1000ml 蒸馏水，调节 pH 至 8.6，不要高压蒸汽灭菌，分装 15～20ml 于培养皿内制成平板。

4. 氯化钠营养琼脂

牛肉浸膏	5.0g
蛋白胨	3.0g
氯化钠	10.0g
琼脂	18.0g
蒸馏水	1000ml

制法：混匀后，调节 pH 至 7.2，121℃（103.4 kPa）高压蒸汽灭菌 15min。根据实验需要分装于培养皿或试管中。

5. 氯化钠三糖铁琼脂

商品化氯化钠三糖铁琼脂	69.5g
蒸馏水	1000ml

制法：商品化氯化钠三糖铁琼脂 69.5g，加热煮沸使其完全溶解于 1000ml 蒸馏水中，调节 pH 至 7.4，分装于试管中，121℃（103.4kPa）高压蒸汽灭菌 15min。

6. 鸟氨酸脱羧酶氯化钠肉汤

L-鸟氨酸	5.0g
酵母浸膏	3.0g
葡萄糖	1.0g
溴甲酚紫	0.015g
氯化钠	10.0g
蒸馏水	1000ml

制法：混匀后，调节 pH 至 6.8，分装 2～5ml 于试管中，121℃（103.4kPa）高压蒸汽灭菌 15min。

7. 赖氨酸脱羧酶氯化钠肉汤

L-赖氨酸	5.0g
酵母浸膏	3.0g
葡萄糖	1.0g
溴甲酚紫	0.015g
氯化钠	10.0g
蒸馏水	1000ml

制法：混匀后，调节 pH 至 6.8，分装 2～5ml 于试管中，121℃（103.4 kPa）高压蒸汽灭菌 15min。

8. 精氨酸双水解酶氯化钠肉汤

精氨酸	5.0g
酵母浸膏	3.0g
葡萄糖	1.0g
溴甲酚紫	0.015g
氯化钠	10.0g
蒸馏水	1000ml

制法：混匀后，调节 pH 至 6.8，分装 2～5ml 于试管中，121℃（103.4kPa）高压蒸汽灭菌 15min。

9. 氯化钠蛋白胨水

蛋白胨	10.0g
氯化钠*	100g
蒸馏水	1000ml

制法：混匀后，调节 pH 至 7.5，分装 10ml 于试管中，121℃（103.4kPa）高压蒸汽灭菌 15min。

*通过改变培养基中氯化钠含量，如 0、20g、60g、80g、100g，而配制一系列实验需要的氯化钠蛋白胨水。

（黄夏宁）

实验八 空气中微生物计数（自然沉降法）

一、目　　的

（1）掌握自然沉降法采样原理和方法。

（2）了解该方法的优势与缺陷。

二、基　本　原　理

空气微生物亦称气挟微生物，大多附着于固体或液体的颗粒物上而悬浮于空气中，常以微生物气溶胶形式存在。由于颗粒小、质量轻，在空气中可滞留较长时间，故对健康影响大。被微生物污染的空气是呼吸道疾病的主要传播途径，因而对空气进行细菌学检测，可了解气溶胶扩散的范围；确定不同场合中空气微生物的种类、分布、数量及滞留时间；参与气雾免疫的实验研究；开展空气消毒剂的研究及消毒效果评价等。

空气中微生物定量监测在技术上仍有较多困难，尤其是监测病原微生物。在公共场所常以空气中细菌总数表征其清洁程度。细菌总数可作为判定公共场所空气被污染程度的标志，也可以为公共场所空气消毒效果的判定和评价提供依据。空气微生物检测标准方法包括自然沉降法和固体撞击法两种。

自然沉降法（natural sinking method）是利用空气中含菌颗粒自然沉降于琼脂表面而达到采样目的，指将营养琼脂暴露在空气中，微生物根据重力作用自然沉降到平板上，经实验室35～37℃培养箱培养48h后得到菌落数的测定方法。以菌落形成单位（CFU/皿）表示。该法简便易行，多年来被广泛应用于室内、外各种场所空气中微生物数量的测定。我国公共场所卫生标准中规定检测某些空气微生物种类在无微生物采样器的条件下，可用沉降法进行测定。

空气微生物监测时应注意：一是标准所列的两种监测方法的数值不能相互换算和取代，只能在相同采样方法基础上方可进行比较。二是细菌总数的表示方法，上述两种方法均系含菌颗粒在培养基上生成的菌落，因此不应用"个/m³"或"个/皿"表示，而以"菌落"或"菌落形成单位"（colony-forming units，CFU）表示更为确切。三是对结果的判定，在实施监测时要依据卫生标准判断其是否合格。

三、器材和试剂

1. 器材　高压蒸汽灭菌器、恒温培养箱、电冰箱、一次性消毒平皿或玻璃平皿（直径大于9cm，置于高压蒸汽灭菌器中121℃灭菌20min）、采样支架、量筒、三角烧瓶、pH计或精密pH试纸等。

2. 试剂　蛋白胨、氯化钠、牛肉膏、琼脂、蒸馏水等。

3. 培养基　详细制备见本实验后附。

四、操　作　步　骤

1. 采样点的选择　操作时，首先根据现场大小，选择有代表性的位置布设采样点。室内面积不足50m²的设置3个采样点；50m²以上的设置5个采样点。采样点按均匀布点原则布置，室内3个采样点的设置在室内对角线四等分的3个等分点上；5个采样点的按梅花布点，即室内墙角对角线交叉，该交点为一采样点，该交点与四墙角连线的中点为另外 4 个采样点。采样点距离地面高度 1.2～1.5m，应远离墙壁 1m 以上，并避开空调、门窗等空气流通处。

2. 采样环境条件　采样时，关闭门窗 15～30min，记录室内人员数量、温度、湿度和天气状况等。

3. 采样方法　以直径不小于 9cm 的琼脂平板，采样高度为 1.2～1.5m，在采样点暴露 5min，盖上皿盖，带回实验室。

4. 培养　平皿倒置，于 35～37℃温箱培养 48h。

五、结果记录与报告

计数每块平板上生长的菌落数，求出全部采样点的平均菌落数，检验结果以每平皿菌落数（CFU/皿）报告。

六、注意事项

（1）自然沉降法检测平皿底部直径不宜小于 9cm。

（2）采样中打开皿盖时，应将皿盖向下，切忌皿盖向上而暴露于空气中，影响采样结果。暴露 5min 后，应按打开皿盖的先后顺序，盖上皿盖，带回实验室置培养箱 35～37℃，48h 培养后计数菌落。

（3）有报道分别采用撞击法和沉降法采样测定空气中的微生物含量，结果有较好的相关性。其中，撞击法测定不同清洁程度的公共场所，有较高的准确性，方法的稳定性较高，能较客观地反映空气中细菌总数的实际含量。沉降法具有简便、经济的优点，但其易受空气中含菌尘粒的大小及微小气候的影响。

（4）培养温度控制，如欲准确计数霉菌菌落，培养后再于 22℃左右室温下放置 48h。

（5）若测定空气中的溶血性链球菌，则用血琼脂平板，其他操作及计算方法与细菌总数测定方法相同。

七、思考题

简述自然沉降法的检验原理及应用局限性。

附

营养琼脂培养基（测细菌总数用）

成分：

蛋白胨	10g
牛肉膏	5g
氯化钠	5g
琼脂	20g
蒸馏水	1000ml

制法：将蛋白胨、氯化钠、牛肉膏加热溶于蒸馏水中，调节 pH 为 7.2～7.6，加入琼脂，经 121℃（103.4kPa）高压蒸汽灭菌 20min 备用。若当天不用，应置电冰箱内 4℃保存。

（曾晓雯　胡前胜）

实验九　空气中微生物计数（撞击法）

一、目　　的

（1）掌握撞击法采样原理和方法。

（2）熟悉撞击式空气微生物采样器的使用。

二、基 本 原 理

撞击法（impacting method）是采用撞击式空气微生物采样器采样，通过抽气动力作用，使空气通过狭缝或小孔而产生高速气流，从而使悬浮在空气中的带菌粒子撞击到营养琼脂平板上，经 35～37℃、48h 培养后，计算每立方米空气中所含的细菌菌落数的采样测定方法。

空气微生物检测自然沉降法设备简单、方便易行，但也有其局限性。由于重力特性，比较小的微生物粒子沉降速度很小，在规定的 5min 或 15min 的暴露时间内，不能沉降到采样介质上，因而无法采集到；此外，环境中空气气流受各种因素影响，其运动状态复杂，也会影响采集效果。空气微生物采样器通过抽气动力作用，使定量体积空气撞击采样介质，而实现空气微生物定量测定，可弥补自然沉降法缺陷。

三、器材和试剂

1. 器材　高压蒸汽灭菌器、恒温培养箱、一次性消毒平皿或玻璃平皿（直径大于 9cm，置于高压蒸汽灭菌器中 121 ℃灭菌 20min）、采样支架、量筒、三角烧瓶、pH 计或精密 pH 试纸、六级筛孔撞击式微生物采样器等。

2. 试剂　蛋白胨、氯化钠、牛肉膏、琼脂、蒸馏水等。

3. 培养基　详细制备见本实验后附。

四、操 作 步 骤

1. 采样点的选择　操作时，首先根据现场大小，选择有代表性的位置布设采样点。室内面积不足 50m² 的设置 1 个采样点；50～200m² 的设置 2 个采样点；200m² 以上的设置 3～5 个采样点。采样点按均匀布点原则布置，室内 1 个采样点的设置在中央；2 个采样点的设置在室内对称点上；3 个采样点的设置在室内对角线四等分的 3 个等分点上；5 个采样点的按梅花布点，即室内墙角对角线交叉，该交点为一采样点，该交点与四墙角连线的中点为另外 4 个采样点。采样点距离地面高度 1.2～1.5m，应远离墙壁 1m 以上，并避开空调、门窗等空气流通处。

不同的场所现场采样要求有一定差异。以公共场所集中空调为例，采样点一般设在距送风口下风向 15～20cm 处。采样时，环境状态与日常相似，关闭门窗 1h 以上，尽量减少人员活动幅度和频率，记录室内人员数量、温度、湿度及天气状况等。

2. 采样仪器　本实验采用六级空气微生物采样器（安德森）进行采样。该仪器利用惯性原理将悬浮于空气中的微生物粒子采集到琼脂平板介质上，然后进行培养及进一步生物分析。整体仪器由采样头、抽气泵、流量计、橡胶连接管和采样平皿组成。采样头由 6 层带有 400 个微小孔眼的铝合金圆盘构成，圆盘下放琼脂平皿，每个圆盘间有密封胶圈，再通过 3 个弹簧卡把圆盘牢固地连在一起。每个圆盘上有 400 个环形排列、逐层缩小、尺寸精确的小孔，标准流量为 28.3L/min。主机为立式时，采样装置可于任何方向放置。采样前应做好采样设备（设备调试等）、采样操作记录等的准备工作。现场采样应有 2 人以上监测人员参加。

3. 仪器调试　采样时，操作人员戴好口罩（最好是 N95 型），进行流量校正，按照仪器说明书，其操作步骤为：圆盘上孔眼通畅，然后按顺序装配好，注意放好各级圆盘间的密封垫圈。挂上 3 个弹簧钩子，按顺序（采样器出口、抽气泵进口）连接好采样器、流量计、抽气泵。插上电源，启动抽气泵。打开采样器进气口上的盖子，调节泵上的阀门，直到流量计的转子稳定在 28.3L/min。按住采样器上方的进气口，完全切断气流，此时流量计的转子应降至最低位置，说明密封性良好，标定流量准确，否则应重新装配，再校正。

4. 仪器外表的清洁　采样前根据采样点的洁净要求，需对仪器表面进行不同程度的清洁或消毒处理。如在洁净病室或局部净化区使用，进入工作区之前，除用蒸馏水湿纱布将仪器表面擦拭干净外，还须用酒精棉球对整个仪器表面进行消毒；在做悬挂采样时，连接采样装置的橡皮管也应作相同的处理；如为一般环境，则将仪器擦拭干净后即可使用。

5. 采样装置的清洁灭菌　取下采样装置进气口上的盖子和端盖，置于采样装置燃烧盆的三叉支架上用酒精棉球火焰灭菌约 1min，然后两手各持一挤干酒精的棉球（以免烫手）将其移回采样装置上，待冷却。

6. 采样仪器的设定　按仪器说明书操作，将采样时间的选择旋钮调到选定的采样时间档上。按下直流或交流电源选择开关，打开电源开关，此时若需定时采样则用快/慢键进行定时或对表。

7. 空气采样　将血琼脂平板装入采样器的撞击盒内进行采样。按下计时开关，仪器便开始采样和计时，用流量调节的针阀调节流量到正确刻度上（一般为 28.3L/min）。到选定的采样时间后，仪器自动关机，该次采样结束。采样结束后取出平皿盖上皿盖，带回实验室。采样完毕，操作人员必须填写现场采样记录。必要时，可照相或录像记录。

8. 培养　平皿倒置，于 35～37℃温箱培养 48h。

五、结果记录与报告

计数每块平板上生长的菌落数，求出全部采样点的平均菌落数。根据采样器的流量和采样时间，可用下面的公式换算成每立方米空气中的菌落数，以 CFU/m³ 报告结果：

$$空气中菌落数（CFU/m^3）= \frac{每皿平均菌落数}{采样流量(L/min)×采样时间(min)} ×1000$$

六、注意事项

（1）撞击式空气微生物采样器由于采样效率高，方法简便，使用范围广，是目前国际上应用最广泛的一种采样方法。

（2）由于平皿中营养琼脂的厚度，将影响采集面与喷嘴出口面之间的撞击距离，从而影响采样的效率。因此，倾注平皿时，需要注意以下两点：第一，每个平皿的琼脂量要一致，注意不要有气泡；第二，平皿应放在经水平仪校正的平台，以免平皿各处的琼脂厚度不一致，也会影响撞击距离。

（3）撞击法检测时，每次使用前检查连接用的橡胶管是否损坏或裂缝，如有异常，要及时更换；采样前进行流量校准，采样时注意流量调节；放入或取出培养平皿时，必须戴上口罩，以防止口腔细菌污染平皿；使用过程中注意避免筛孔阻塞，决不可使用硬物处理。

（4）若测定空气中的溶血性链球菌，则用血琼脂平板，其他操作及计算方法与细菌总数测定方法相同。

七、思 考 题

简述撞击式空气采样法的原理。

附

营养琼脂培养基（测细菌总数用）

成分：

蛋白胨	10g
牛肉膏	5g
氯化钠	5g
琼脂	20g
蒸馏水	1000ml

制法：将蛋白胨、氯化钠、牛肉膏加热溶于蒸馏水中，调节 pH 为 7.2～7.6，加入琼脂，经 121℃（103.4kPa）高压蒸汽灭菌 20min 备用。若当天不用，应置电冰箱内 4℃保存。

（曾晓雯　胡前胜）

实验十　空气中溶血性链球菌检测

一、目　　的

（1）掌握空气微生物污染评价方法。
（2）熟悉空气中溶血性链球菌检测的主要步骤和方法。
（3）熟悉撞击式空气微生物采样器的使用。

二、基本原理

微生物指标是空气卫生质量的重要评价标准之一。这些微生物可能包括结核分枝杆菌、溶血性链球菌、肺炎球菌和流行性感冒病毒等致病微生物。但是，由于空气环境的复杂性及技术要求高等方面的原因，以致病性微生物直接作为评价空气卫生质量的指标有一定难度。

溶血性链球菌在自然界中分布较广，存在于空气、水、尘埃、粪便及健康人和动物的口腔、鼻腔、咽喉中，可通过直接接触、空气飞沫传播或通过皮肤、黏膜引起伤口感染。空气中溶血性链球菌的数量与人群数量和空气污浊程度有关。研究证实，空气细菌总数、金黄色葡萄球菌与溶血性链球菌数量显著相关（$r = 1$）。因此，常把溶血性链球菌作为空气监测和空气中微生物污染的评价指标，并用于研究微生物气溶胶与疾病间的关系。利用空气微生物采样器撞击法采集公共场所空气中的溶血性链球菌。根据血琼脂培养基上菌落生长特征或进一步的链激酶及杆菌肽吸收实验，对溶血性链球菌进行鉴定确认。

在开展公共场所卫生监督管理过程中，为贯彻执行《公共场所卫生管理条例》《室内空气质量标准》（GB/T 18883-2002）、《公共场所卫生标准》（GB 16153-1996）及各类公共场所卫生标准（包括 GB9663～9673-1996），我国制定了《公共场所卫生检验方法 第 3 部分：空气微生物》（GB/T 18204.3-2013）作为相配套的监测检验方法，此方法中规定撞击法为公共场所空气中溶血性链球菌的采集方法。

三、器材和试剂

1. 器材　高压蒸汽灭菌器、恒温培养箱、一次性消毒平皿或玻璃平皿（直径大于 9cm，置于高压蒸汽灭菌器中 121℃灭菌 20min）、采样支架、量筒、三角烧瓶、pH 计或精密 pH 试纸、六级筛孔撞击式微生物采样器等。

2. 试剂　蛋白胨、氯化钠、牛肉膏、琼脂、无菌脱纤维羊血或兔血、人血浆、氯化钙、三氮化钠、革兰氏染色液、杆菌肽纸片、蒸馏水等。

3. 培养基　详细制备见本实验后附。

四、操　作　步　骤

1. 采样步骤　参照实验九"操作步骤 1～7"。

2. 培养与生长特征　将采样的平皿倒置于 35～37℃温箱中培养 24～48h。经革兰氏染色后，镜检为革兰氏阳性球菌，呈链状排列，长短不一，短者 4～8 个细胞，长者 20～30 个细胞。在血平皿上生长良好，菌落为圆形突起，针尖状，灰白色半透明或不透明，边缘整齐，表面光滑，周围有溶血圈，可作溶血性链球菌报告。难以确定溶血性链球菌时，可进行链激酶及杆菌肽吸收实验。

3. 链激酶实验 致病性乙型溶血性链球菌能产生链激酶（即溶纤维蛋白酶），此酶能激活正常人体血液中的血浆蛋白酶原，使其成为血浆蛋白酶，而后溶解纤维蛋白。具有增强细菌在组织中扩散的作用，该酶耐热，100℃、50min 仍可保持活性。

吸取草酸钾血浆 0.2ml（0.02g 草酸钾加入 5ml 血浆混匀，经离心沉淀，吸取上清液），加 0.8ml 灭菌生理盐水，混匀后再加经（36±1）℃，18～24h 培养的链球菌培养物 0.5ml，0.25% 氯化钙 0.25ml（如氯化钙已潮解，可适当增加浓度至 0.3%～0.35%），振荡摇匀，置于（36±1）℃ 水浴 10min，保持观察，血浆混合物自行凝固，凝固程度至试管倒置内容物不流动。然后观察凝块重新完全溶解的时间。如果完全溶解则为阳性；如果 24h 后仍不溶解即为阴性。同时，用肉浸液肉汤做阴性对照，用已知的链激活酶阳性菌株做阳性对照。

4. 杆菌肽敏感实验 取典型菌落的菌液涂布于血平板上，用灭菌镊子夹取每片含有 0.04U 的杆菌肽纸片置于上述平板上，36℃培养 18～24h，如有抑菌圈出现即为阳性。用已知的阳性菌株作对照。

五、结果记录与报告

溶血性是鉴定溶血性链球菌的重要特征，但不同的溶血类型有不同的表现。甲型溶血时候，由于部分红细胞被破坏，在血平板菌落周围呈现一个草绿色环；乙型溶血时，血平板菌落周围的红细胞完全溶解，呈现一个清楚透明的溶血环。当血平板菌落周围无红细胞溶解、无溶血环时则为丙型溶血。溶血性识别可通过肉眼观察，也可用显微镜观察。难以确定溶血性链球菌时，可进行链激酶及杆菌肽吸收实验。镜检时，呈革兰氏阳性链状排列球菌，血平板上呈现溶血圈，链激酶和杆菌肽敏感实验阳性可报告为溶血性链球菌。以每立方米空气中溶血性链球菌菌落数报告结果（CFU/m³）。我国国家标准规定，室内空气中溶血性链球菌的最高允许限量值为不超过 36CFU/m³。

$$空气中菌落数（CFU/m^3）= \frac{每皿平均菌落数}{采样流量(L/min) \times 采样时间(min)} \times 1000$$

六、注意事项

（1）撞击法检测时，每次使用前检查连接用的橡胶管是否损坏或裂缝，如有异常，要及时更换；采样前进行流量校准，采样时注意流量调节；放入或取出培养平皿时，必须戴上口罩，以防止口腔细菌污染平皿；使用过程中注意避免筛孔阻塞，决不可使用硬物处理。

（2）进行杆菌肽敏感实验时，接种菌量应大，以免出现假阳性结果。

七、思考题

空气中溶血性链球菌检测的卫生学意义。

附

1. 血琼脂培养基（测溶血性链球菌用）

（1）成分：

蛋白胨	10g
牛肉膏	5g

氯化钠	5g
琼脂	20g
无菌脱纤维兔血或羊血	5～10ml
蒸馏水	1000ml

（2）制法：将蛋白胨、氯化钠、牛肉膏加热溶于蒸馏水，调节 pH 为 7.2～7.6，加入琼脂，经 121℃（103.4kPa）高压蒸汽灭菌 20min。待冷却至 50℃左右，以无菌操作加入脱纤维羊血，并混匀（避免因振荡而产生泡沫），随即倾注适量（10～15ml）于已灭菌的平皿中，制成血液琼脂平板备用。应保持培养基表面干燥；若当天不用，亦应置于 4℃冰箱保存。

2. 匹克肉汤（测溶血性链球菌用）

（1）成分：

含 1%胰蛋白胨的牛心浸液	200ml
1∶25 000 结晶紫盐水溶液	10ml
1∶8 000 三氮化钠溶液	10ml
无菌脱纤维兔血或羊血	10ml

（2）制法：将上述已灭菌的各种成分，用无菌操作依次混合，分装于无菌试管内，每管约 2ml，保存于 4℃冰箱内备用。

（曾晓雯　胡前胜）

实验十一　土壤中主要异养菌的分离与测数

一、目　的

（1）掌握土壤微生物分离纯化技术及测数方法。

（2）熟悉土壤微生物的分离纯化及测数的基本原理。

二、基本原理

土壤是微生物生活的大本营，其中含有大量不同类型的微生物，以化能异养型的细菌、放线菌和真菌为主。按照一定的方法将各类微生物通过分离进行纯培养，并对特定类群进行数量测定。其基本原理是选用不同成分的培养基，在不同温度、通气等条件下培养。只有适合该条件的微生物类群得以生长。由于土壤中菌数高，通过稀释使菌体细胞充分分散，单细胞得以生长发育形成菌落，以达到分离的目的。通过平板菌落计数，推算单位重量土壤样品含有微生物的数量。还可反复使用稀释法或平板划线法对目标菌落进行纯化培养。

三、器材和试剂

1. 培养基　牛肉膏蛋白胨琼脂培养基（培养细菌），高氏 1 号琼脂培养基（培养放线菌），马丁培养基（培养真菌）。

2. 主要仪器　高压蒸汽灭菌器、超净工作台、恒温培养箱、显微镜等。

3. 主要耗材　培养皿、试管、三角瓶、烧杯、量筒、吸管、接种环、酒精灯、玻璃涂棒、血细胞计数板、记号笔、废液缸等。

四、操 作 步 骤

（一）土壤样品采集

在待测田块上，若田块面积小于 $50m^2$ 则按对角线三点采样，若田块面积大于 $50m^2$，按对角线五点采样。先除去表层约 2cm 的土壤，取耕作层 2～20cm 处土样，用无菌铲采土样。若取土铲未曾灭菌，则需将铲子插入土中数次。将 5 点样品约 1kg 充分混匀，除去碎石、植物残根等，用无菌容器（纸袋、塑料袋或广口玻璃瓶）分装，做好标记和相应登记。

土样取回后尽快投入实验，同时取 10～15g，称重后经 105℃烘干 8h，置于干燥器中冷却后再次称重，计算含水量。

（二）不同种类的微生物分离纯化及测数

1. 培养基的制备（见本实验附）　按照以下流程制备牛肉膏蛋白胨琼脂培养基（培养细菌）、高氏 1 号琼脂培养基（培养放线菌）、马丁培养基（培养真菌）：称药品→溶解→调 pH→溶解琼脂→过滤分装→包扎标记→灭菌→倒平板或摆斜面。

2. 制备土样稀释液　称取原土样 10g，无菌操作倒入 90ml 无菌生理盐水中，在振荡器中振荡 20min，使微生物细胞分散，静置 20～30s，此即为 1∶10 或 10^{-1} 稀释液。再用 1ml 无菌移液器，取上述 10^{-1} 稀释液 1ml 加入装有 9ml 无菌水的试管中充分振荡，让菌液混合均匀，制备 10^{-2} 稀释液。另取 1ml 无菌移液器，依上顺序与方式，制备 10^{-6}～10^{-3} 的系列稀释液

（图 11-1）。所有实验过程必须无菌操作，并吹吸 3 次混匀。

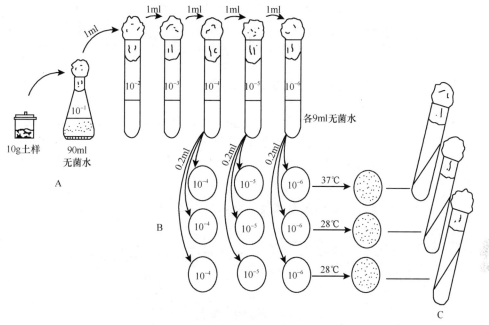

图 11-1　土样稀释液制备及检验流程（以放线菌为例）

3. 平板涂布（分离与计数）　将培养基平板编号，然后用无菌移液枪或吸管吸取适当浓度稀释液 0.1 ml 于各平板。通常，细菌采用 10^{-5}、10^{-6}、10^{-7} 三阶稀释液接种于牛肉膏蛋白胨琼脂平板；放线菌采用 10^{-4}、10^{-5}、10^{-6} 三阶稀释液接种于高氏 1 号琼脂培养基平板；真菌采用 10^{-3}、10^{-4}、10^{-5} 三阶稀释液接种于马丁培养基平板。每一稀释度至少三个平板平行。再用无菌涂布棒将菌液在平板上涂布均匀。

4. 连续划线分离　取不同培养基平板，做好标记。用灭菌接种环蘸取 10^{-2} 稀释液一环于已凝固的平板上进行划线。划线方法很多，可按以下两种方式进行：一种为交叉划线法，是在平板的一边做第一次 "Z" 字形划线。转动培养皿约 70° 角，将接种环在火上烧过并冷却后，通过第二次划线部分，做第二次 "Z" 字形划线。同法进行第三次、第四次划线。另一种为连续划线法，是从平板边缘的一点开始，连续做紧密的波浪式划线，直至平板中央。转动培养皿 180°，再从平板另一边（不烧接种环）同样划线至平板中央。

5. 培养　高氏 1 号培养基倒置培养于 28℃ 培养箱中培养 5～7 日（也可延至 12 日），马丁培养基倒置培养于 28℃ 培养箱中培养 3～5 日（也可延至 7 日），牛肉膏蛋白胨培养基在 37℃ 培养 1～2 日（也可延至 4 日）。观察结果。

6. 计数　观察不同稀释度的土壤样品在不同培养基中的生长情况，记录菌落特征，计数菌落数，结果登记见表 11-1。

同时挑取单个菌落进行涂片，革兰氏染色及镜检，确定微生物种类。

表 11-1　不同培养基不同培养时间后的菌落数结果

培养基	天 浓度	第一天		第二天		第三天		第四天		第五天		第六天	
		①	②	①	②	①	②	①	②	①	②	①	②
马丁	10^{-2}												
	10^{-3}												

续表

培养基	天 浓度	第一天		第二天		第三天		第四天		第五天		第六天	
		①	②	①	②	①	②	①	②	①	②	①	②
高氏 1 号	10^{-4}												
	10^{-5}												
牛肉膏蛋 白胨	10^{-6}												
	10^{-7}												

注：此表仅为示范，有省略。具体实验可根据稀释浓度、平行重复数、培养时间设置表格。

7. 菌落保存 挑取单个菌落转至斜面培养基，做好标记，检查是否一致，保存备查。

8. 计算 选菌落分散、菌落数适量且各平行板菌落数接近稀释度的平板计数，通常细菌和放线菌选取菌落数在 30～300 之间的平板，霉菌与真菌选菌落数在 10～100 之间的平板，最后换算成每克干土样所含菌数。

$$每克湿土样细菌/放线菌/真菌数量 = \frac{平均菌落数 \times 稀释倍数 \times 10}{土壤样品湿重}$$

也就是：

$$每克干土样细菌/放线菌/真菌数量 = \frac{平均菌落数 \times 稀释倍数 \times 10}{1 - 土壤含水量\%}$$

五、结果分析与报告

（1）记录平板中的菌落数量及分布。

（2）观察与记录：样品序号、来源，菌落大小、形状、边缘、颜色、表面、代谢物、种类。

（3）镜检记录单个细菌菌落，涂片，革兰氏染色后显微镜下观察。放线菌制片后，也可单用石炭酸复红染色 0.5～1min，用油镜观察。霉菌在乳酚油液滴中（也可在此液中加棉蓝染料），加盖玻片，显微镜下观察。

六、注意事项

（1）无菌操作前需对超净工作台进行消毒灭菌（紫外灯、无菌风、酒精消毒）。

（2）接种环要灼烧灭菌，灭菌后放入菌液或要接触菌体前要冷却，接种后要在火焰上将残余的菌体烧死。

（3）实验操作时菌体不应和火焰太过接近，防止烧死菌体和烧着棉塞。

（4）培养时要倒置培养皿进行培养，防止蒸发液体流到琼脂表面，影响单个菌落形成。

（5）取单菌落时不要碰到其他的菌落。

（6）本实验要严格地按照无菌操作进行。

七、思考题

（1）平板菌落计数的结果是土壤样品实际含菌数吗？

（2）比较平板菌落计数与显微镜直接计数的异同，它们各有何优缺点？

附

1. 牛肉膏蛋白胨琼脂培养基

成分：

牛肉膏	5.0g
蛋白胨	10.0g
氯化钠	5.0g
琼脂	7.5g
蒸馏水	1000ml

制法：称量以上试剂后，调 pH 7.2～7.4，加热溶解，分装后 121℃灭菌 20min。

2. 高氏 1 号琼脂培养基

成分：

硝酸钾	1.0g
可溶性淀粉	20.0g
磷酸氢二钾	0.5g
硫酸镁（$MgSO_4 \cdot 7H_2O$）	0.5g
氯化钠	0.5g
$FeSO_4$	0.01g
琼脂	20g
蒸馏水	1000ml

制法：称量以上试剂后，调 pH 7.2～7.4，加热溶解，分装后 121℃灭菌 20min。

3. 马丁培养基（Martin Medium）

成分：

KH_2PO_4	1.0g
$MgSO_4 \cdot 7H_2O$	0.5g
蛋白胨	5.0g
葡萄糖	10.0g
琼脂	15.0～20.0g
蒸馏水	1000ml

制法：称量以上试剂后，加热溶解，分装后高压蒸汽灭菌 116℃灭菌 30min。

培养液 1000ml 加 1%孟加拉红水溶液 3.3ml。临用时每 100ml 培养基中加 1%链霉素液 0.3ml。

（孟加拉红和链霉素主要是细菌和放线菌的抑制剂，对真菌无抑制作用，因而真菌在这种培养基上可以得到优势生长，从而达到分离真菌的目的，因此，马丁培养基是一种用来分离真菌的选择性培养基。）

（申元英）

实验十二　土壤中产气荚膜梭菌检测

一、目　的

（1）掌握产气荚膜梭菌的生物学特性。
（2）熟悉产气荚膜梭菌的致病性及其主要鉴定要点。
（3）了解土壤中产气荚膜梭菌分离鉴定程序。

二、基本原理

产气荚膜梭菌广泛存在于土壤、人和动物的肠道及动物和人类的粪便中，会散发臭味。常因深部创伤而感染，是人类气性坏疽的主要病原菌，也是继沙门菌、葡萄球菌后引起食物中毒的又一重要的病原菌。1892 年，美国病理学家 W.H.韦尔奇等自尸体中分离出本菌，因而又称韦氏梭菌。已有研究证实，产气荚膜梭菌可产生 12 种毒性物质，可损伤细胞膜、血管内皮细胞并使糖类分解，导致细胞坏死、组织水肿、胀气等病变，有些菌株产生肠毒素，可引起食物中毒。此外，产气荚膜梭菌可引起羔羊痢疾和羔羊、牛犊、仔猪、家兔、雏鸡等的坏死性肠炎；诺维梭菌引起羊、牛的传染性坏疽性肝炎；腐败梭菌引起牛、羊、猪等家畜的肠型坏疽"快疫"（braxy）；肖维梭菌引起牛、羊的气肿疽等。

产气荚膜梭菌属于革兰氏阳性粗大梭菌，大小为（0.9～1.3）μm×（3.0～9.0）μm，无鞭毛，有荚膜，芽孢椭圆形，肉汤培养时芽孢少见，须在无糖培养基中才能生成芽孢，位于次级端。厌氧但不严格。菌落直径 2～5mm，血琼脂平板上有双圈溶血环，糖发酵能力强，产酸产气，因此在牛乳培养基中可呈暴烈发酵（stormy fermentation）现象。该菌能将亚硫酸盐还原为硫化物，在含亚硫酸盐及铁盐的固体培养基上形成黑色菌落。

本实验经采集土壤或食物样品，匀质化后厌氧培养，采用鉴别培养基初步鉴定后，进一步通过染色镜检观察其形态结构特点及牛奶发酵实验、动力-硝酸盐和乳糖-明胶等生化反应以确证产气荚膜梭菌。

三、器材和试剂

1. 培养基
（1）庖肉培养基。
（2）胰胨-亚硫酸盐-环丝氨酸（TSC）琼脂。
（3）液体硫乙醇酸盐培养基（FTG）。
（4）缓冲动力-硝酸盐培养基。
（5）乳糖-明胶培养基。
（6）含铁牛乳培养基。
2. 主要仪器　高压蒸汽灭菌器、超净工作台、恒温培养箱、恒温水浴锅、厌氧培养装置、显微镜等。
3. 主要耗材　培养皿、试管、三角瓶、烧杯、量筒、吸管、接种环、酒精灯、记号笔、废液缸等。

四、操作步骤

检验程序参照产气荚膜梭菌检验（GB4789.13-2012），具体见图12-1。

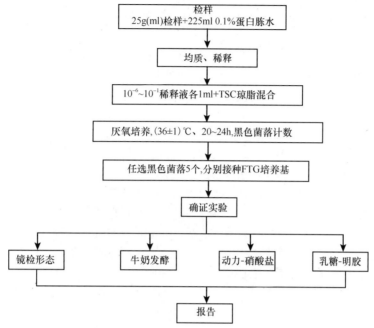

图 12-1　样品中产气荚膜梭菌检验程序

（一）土壤样品采集

具体采集方法要求参见实验十一。

（二）不同选择培养基进行产气荚膜梭菌的培养、鉴定和确证

1. 样品处理

（1）样品采集后应尽快检验，若不能及时检验，可在 2～5℃保存；如 8h 内不能进行检验，应以无菌操作称取 25g（ml）样品加入等量缓冲甘油-氯化钠溶液（液体样品应加双料），并尽快置于–60℃低温冰箱中冷冻保存或加干冰保存。

（2）以无菌操作称取 25g（ml）样品放入含有 225ml 0.1%蛋白胨水（如为上述冷冻保存样品，室温解冻后，加入 200ml 0.1%蛋白胨水）的均质袋中，在拍击式均质器上连续均质 1～2min；或置于盛有 225ml 0.1%蛋白胨水的均质杯中，8000～10 000r/min 均质 1～2min，作为 1∶10 稀释液。

（3）以上述 1∶10 稀释液按 1ml 加 0.1%蛋白胨水 9ml 制备 10^{-6}～10^{-2} 的系列稀释液。

2. 培养基制备（具体见本实验后附）　①庖肉培养基；②胰胨-亚硫酸盐-环丝氨酸（TSC）琼脂；③液体硫乙醇酸盐培养基（FTG）；④缓冲动力-硝酸盐培养基；⑤乳糖-明胶培养基；⑥含铁牛乳培养基；⑦0.1%蛋白胨水；⑧缓冲甘油-氯化钠溶液。

3. 培养

（1）吸取各稀释液 1ml 加入无菌平皿内，每个稀释度做两个平行样。每个平皿倾注冷却至 50℃的 TSC 琼脂（可放置于 50℃±1℃恒温水浴箱中保温）15ml，缓慢旋转平皿，使稀释液和琼脂充分混匀。

（2）上述琼脂平板凝固后，再加 10ml 冷却至 50℃的 TSC 琼脂（可放置于 50℃±1℃恒温水浴箱中保温）均匀覆盖平板表层。

（3）待琼脂凝固后，正置于厌氧培养装置内，（36±1）℃培养20~24h。

（4）典型的产气荚膜梭菌在TSC琼脂平板上为黑色菌落。

4. 确证实验

（1）从单个平板上任选5个（小于5个全选）黑色菌落，分别接种到FTG，（36±1）℃培养18~24h。

（2）用上述培养液涂片，革兰氏染色镜检并观察其纯度。产气荚膜梭菌为革兰氏阳性粗短的杆菌，有时可见芽孢体。如果培养液不纯，应划线接种TSC琼脂平板进行分纯，（36±1）℃厌氧培养20~24h，挑取单个典型黑色菌落接种到FTG，（36±1）℃培养18~24h，用于后续的确证实验。

（3）取生长旺盛的FTG 1ml接种于含铁牛乳培养基，在（46±0.5）℃水浴中培养2h后，每小时观察一次有无"暴烈发酵"现象，该现象的特点是乳凝结物破碎后快速形成海绵样物质，通常会上升到培养基表面。5h内不发酵者为阴性。产气荚膜梭菌发酵乳糖，凝固酪蛋白并大量产气，呈"暴烈发酵"现象，但培养基不变黑。

（4）用接种环（针）取FTG培养液穿刺接种缓冲动力-硝酸盐培养基，于（36±1）℃培养24h。在透射光下检查细菌沿穿刺线的生长情况，判定有无动力。有动力的菌株沿穿刺线呈扩散生长，无动力的菌株只沿穿刺线生长。然后滴加0.5ml试剂甲和0.2ml试剂乙以检查亚硝酸盐的存在。15min内出现红色者，表明硝酸盐被还原为亚硝酸盐；如果不出现颜色变化，则加少许锌粉，放置10min，出现红色者，表明该菌株不能还原硝酸盐。产气荚膜梭菌无动力，能将硝酸盐还原为亚硝酸盐。

（5）用接种环（针）取FTG培养液穿刺接种于乳糖-明胶培养基，于（36±1）℃培养24h，观察结果。如发现产气和培养基由红变黄，表明乳糖被发酵并产酸。将试管于5℃左右放置1h，检查明胶液化情况。如果培养基是固态，于（36±1）℃再培养24h，重复检查明胶是否液化。产气荚膜梭菌能发酵乳糖，使明胶液化。

五、测定结果记录

1. 培养 典型的产气荚膜梭菌在TSC琼脂平板上为大小不等黑色菌落。

2. 染色镜检 将可疑菌落进行革兰氏染色、显微镜检查等确认性实验，产气荚膜梭菌应为革兰氏阳性粗大杆菌。

3. 确证实验 从单个平板上任选5个（小于5个全选）黑色菌落，分别接种到FTG，（36±1）℃培养18~24h。

用上述培养液涂片，革兰氏染色镜检并观察其纯度。产气荚膜梭菌为革兰氏阳性粗短的杆菌，有时可见芽孢体。

含铁牛乳培养基：暴烈发酵。

缓冲动力-硝酸盐培养基：产气荚膜梭菌无动力，能将硝酸盐还原为亚硝酸盐。

乳糖-明胶培养基：产气荚膜梭菌能发酵乳糖，使明胶液化。

六、结果分析与报告

1. 典型菌落计数 选取典型菌落数在20~200CFU之间的平板，计数典型菌落数。

（1）只有一个稀释度平板的典型菌落数在20~200CFU之间，计数该稀释度平板上的典型菌落。

（2）最低稀释度平板的典型菌落数均小于 20CFU，计数该稀释度平板上的典型菌落。

（3）某一稀释度平板的典型菌落数均大于 200CFU，但下一稀释度平板上没有典型菌落，应计数典型菌落数大于 200CFU 的。

（4）某一稀释度平板的典型菌落数均大于 200CFU，且下一稀释度平板上有典型菌落，但其平板上的典型菌落数不在 20~200CFU 之间，应计数最高稀释度的典型菌落。

（5）2 个连续稀释度平板的典型菌落数均在 20~200CFU 之间，分别计数 2 个稀释度平板上的典型菌落。

2. 结果计算　计数结果按如下公式计算：

$$T = \frac{\sum\left(A\dfrac{B}{C}\right)}{(n_1 + 0.1n_2)d}$$

式中：T 为样品中产气荚膜梭菌的菌落数；A 为单个平板上典型菌落数；B 为单个平板上经确证实验为产气荚膜梭菌的菌落数；C 为单个平板上用于确证实验的菌落数；n_1 为第一稀释度（低稀释倍数）经确证实验有产气荚膜梭菌的平板个数；n_2 为第二稀释度（高稀释倍数）经确证实验有产气荚膜梭菌的平板个数；0.1 为稀释系数；d 为稀释因子（第一稀释度）。

根据 TSC 琼脂平板上产气荚膜梭菌的典型菌落数，按照上述公式计算，报告每 g（ml）样品中产气荚膜梭菌数，报告单位以 CFU/g（ml）表示；如 T 值为 0，则以小于 1 乘以最低稀释倍数报告。

七、注 意 事 项

（1）严格遵守实验室操作规程。
（2）严格遵守无菌操作规程。

八、思 考 题

（1）产气荚膜梭菌有哪些特有的生物学特性？
（2）如何进行产气荚膜梭菌的鉴定？

附

1. 庖肉培养基
（1）成分：

牛肉浸液	1000ml
蛋白胨	30.0g
酵母膏	5.0g
磷酸二氢钠	5.0g
葡萄糖	3.0g
可溶性淀粉	2.0g
碎肉渣	适量

（2）制法：

1）称取新鲜除脂肪和筋膜的碎牛肉 500g，加蒸馏水 1000ml 和 1mol/L 氢氧化钠溶液 25ml，搅拌煮沸 15min，充分冷却，除去表层脂肪，澄清，过滤，加水补足至 1000ml。加入除碎肉渣外的各种成分，校正 pH 7.8。

2）碎肉渣经水洗后晾至半干，分装 15mm×150mm 试管 2~3cm 高，每管加入还原铁粉 0.1~0.2g 或铁屑少许。将上述液体培养基分装至每管内超过肉渣表面约 1cm。上面覆盖溶解的凡士林或液体石蜡 0.3~0.4cm。121℃高压蒸汽灭菌 15min。

2. 胰胨-亚硫酸盐-环丝氨酸（TSC）琼脂

（1）基础成分：

胰胨	15.0g
大豆胨	5.0g
酵母膏粉	5.0g
偏亚硫酸氢钠	1.0g
柠檬酸铁铵	1.0g
琼脂	15.0g
蒸馏水	920ml
pH（7.6±0.2）	

（2）D-环丝氨酸溶液：溶解 1g D-环丝氨酸与 200ml 蒸馏水，过滤除菌，于 4℃保藏备用。

（3）完全培养基制法：将基础成分加热煮沸至完全溶解，调节 pH，分装 230ml 于烧瓶中（500ml 容量），121℃高压灭菌 15min，于（50±1）℃保温备用，临用前每 230ml 基础溶液中加 20ml D-环丝氨酸溶液，混匀，倾注平板。

3. 液体硫乙醇酸盐培养基（FTG）

（1）成分：

胰胨	15.0g
L-胱氨酸	0.5g
葡萄糖	5.0g
酵母膏粉	5.0g
氯化钠	2.5g
硫乙醇酸钠	0.5
刃天青	0.01
琼脂	0.75g
蒸馏水	1000ml
pH（7.1±0.2）	

（2）制法：将以上成分加热煮沸至完全溶解，调节 pH，分装试管，每管 10ml，121℃高压蒸汽灭菌 15min。

4. 缓冲动力-硝酸盐培养基

（1）成分：

缓冲动力-硝酸盐培养基	4.9g
甘油	1.0ml
蒸馏水	200ml

（2）制法：将以上成分加热煮沸至完全溶解，调节 pH，分装试管，每管 10ml，121℃高压蒸汽灭菌 15min。

5. 乳糖-明胶培养基

（1）成分：

牛肉膏粉	3.0g
蛋白胨	15.0g
乳糖	10.0g
酚红	0.05g
明胶	120.0g

|蒸馏水|1000ml|

（2）制法：将牛肉膏、蛋白胨和明胶于蒸馏水中加热至完全溶解，调节 pH，加入乳糖和酚红，补充蒸馏水至 1000ml，分装试管，每管 10ml，121℃高压蒸汽灭菌 15min。

6. 含铁牛乳培养基

（1）成分：

新鲜全脂牛奶	1000ml
硫酸亚铁	1.0g
蒸馏水	50ml

（2）制法：将硫酸亚铁溶解于蒸馏水中，不断搅拌，缓慢地加入于 1000ml 牛奶中，混匀。分装试管，每管 10ml，121℃高压蒸汽灭菌 15min。本培养基必须新鲜配制。

7. 0.1%蛋白胨水

（1）成分：

蛋白胨	1.0g
蒸馏水	1000ml
pH（7.0±0.2）	

（2）制法：将蛋白胨于蒸馏水中加热至完全溶解，调节 pH，补充蒸馏水至 1000ml，121℃高压蒸汽灭菌 15min。

8. 缓冲甘油-氯化钠溶液

（1）成分：

甘油	200ml
氯化钠	4.2g
磷酸氢二钾（无水）	12.4g
磷酸二氢钾（无水）	4.0g
蒸馏水	800ml
pH（7.2±0.1）	

（2）制法：将以上成分加热至完全溶解，调节 pH，121℃高压蒸汽灭菌 15min。配制双料缓冲甘油溶液时，用甘油 200ml 和蒸馏水 800ml。

9. 硝酸盐还原试剂

（1）甲液：在 1000ml 5mol/L 乙酸中溶解 8g 对氨基苯磺酸。

（2）乙液：在 1000ml 5mol/L 乙酸中溶解 5g α-萘酚。

（申元英）

实验十三　食品中沙门菌和志贺菌检测

一、食品中沙门菌检测

（一）目的

（1）掌握食品中沙门菌的检验原理。

（2）掌握食品中沙门菌的检测方法。

（二）基本原理

沙门菌和志贺菌是引起食品污染的常见病原菌。若感染沙门菌的人或带菌者的粪便污染食品，可使食用者发生食物中毒。据统计在世界各国常见的细菌性食物中毒种类中，沙门菌引起的食物中毒常列榜首。我国内陆地区也以沙门菌引起的食物中毒为首位。沙门菌属（*Salmonella*）种类繁多，其中引起食物中毒的主要有鼠伤寒沙门菌、猪霍乱沙门菌、肠炎沙门菌等。沙门菌进入肠道后大量繁殖，除使肠黏膜发炎外，大量活菌释放的内毒素同时可引起机体中毒。

沙门菌属为革兰氏阴性肠道杆菌，属肠杆菌科，短杆状，无芽孢，除个别亚种外，多数亚种不发酵乳糖，发酵葡萄糖及其他糖类产酸，大多数产气。通过增菌、选择性培养基分离，然后观察特征性菌落、典型生化反应和多价血清凝集，可实现对该菌的分离鉴定。

（三）器材和试剂

1. 器材　除微生物实验室常规灭菌及培养设备外，还需冰箱、恒温培养箱、均质器、振荡器、电子天平、无菌锥形瓶、无菌培养皿、接种环、接种针、酒精灯、无菌吸管或微量移液器、无菌试管、pH试纸等。

2. 培养基和试剂　缓冲蛋白胨水（BPW）、四硫酸钠煌绿增菌液（TTB）、亚硒酸盐胱氨酸增菌液（SC）、亚硫酸铋琼脂（BS）平板、HE琼脂、三糖铁（TSI）琼脂斜面、尿素琼脂（pH7.2）、蛋白胨水、靛基质试剂、氰化钾（KCN）培养基、赖氨酸脱羧酶实验培养基、半固体普通琼脂培养基、沙门菌A～F多价诊断血清、沙门菌因子诊断血清等。

（四）操作步骤

1. 标本采集及运送

（1）采样是食品检验中的一个重要环节，采样必须注意样品的生产日期、批号和代表性及均匀性。采集的数量应能反映该食品的卫生质量和满足检验项目对样品量的需要，一式3份，供检验、复验、备查或仲裁。

（2）采样必须用灭菌器具，选用硬质玻璃瓶或聚乙烯制品，严格执行无菌操作。

（3）样品可分为大、中和小样3类。大样指一整批食品；中样指从样品各部分随机抽得的混合样本，以200g为准；小样指做分析用的检样，以25g为准。食品微生物检验一般取小样。

（4）根据食品的种类采取不同的采样方法。如固体粉末和液体、半流体饮食品应先充分混匀后再采样。袋、罐、瓶装食品应取未开封的完整体，应根据批号随机取样，同一批号取样件数，250g以上的包装不得少于6个，250g以下的包装不得少于10个。冷冻食品在冷冻状态取样，非冷冻食品需在0～5℃保存。

（5）样品采集后应立即送检，一般不应超过3h。

（6）样品在检验结束后，一般应保留1个月，以备需要时复检。易变质食品不予保留，保存时应加封并尽量保持原状。

2. 检验步骤　食品中沙门菌的检验方法有五个基本步骤,包括前增菌和增菌、选择性平板分离沙门菌、生化实验(鉴定到属)、血清学分型鉴定。

(1)前增菌:称取 25g(ml)样品放入盛有 225ml BPW 的无菌均质杯中,以 8000~10 000 r/min 均质 1~2min,或置于盛有 225ml BPW 的无菌均质袋中,用拍击式均质器拍打 1~2min。若样品为液态,不需要均质,振荡混匀。无菌操作将样品转至 500ml 锥形瓶中,如使用均质袋,可直接进行培养,于 36℃±1℃培养 8~18h。

如为冷冻产品,应在 45℃以下不超过 15min,或 2~5℃不超过 18h 解冻。

(2)增菌:轻轻摇动培养过的样品混合物,移取 1ml,转种于 10ml TTB 内,于 42℃±1℃培养 18~24h。同时,另取 1ml,转种于 10ml SC 内,于 36℃±1℃培养 18~24h。

(3)选择性平板分离沙门菌:用接种环取增菌液一环,分别接种到 BS(36℃±1℃,40~48h)和 HE 琼脂平板(36℃±1℃,18~24h)。

沙门菌菌落特征:在 BS 平板上,产硫化氢的菌落为黑色有金属光泽、棕褐色或灰色,菌落周围培养基可呈黑色或棕色,有些菌株不产生硫化氢,形成灰绿色的菌落,周围培养基不变;在 HE 琼脂平板上,菌落为蓝绿色、蓝色或黄色,多数菌株产硫化氢,菌落中心黑色或几乎全黑色。

(4)生化实验:自选择性琼脂平板上挑选两个以上典型可疑单菌落接种于 TSI 琼脂,先在斜面划线,再于底层穿刺,接种针不灭菌,直接接种赖氨酸脱羧酶实验培养基和普通营养琼脂平板,置 36℃±1℃培养 18~24h,观察结果,见表 13-1。

表 13-1　沙门菌属在 TSI 琼脂和赖氨酸脱羧酶实验培养基内的反应结果

TSI 琼脂				赖氨酸脱羧酶实验培养基	初步判断
斜面	底层	产气	硫化氢		
产碱	产酸	+(-)	+(-)	+	可疑
产碱	产酸	+(-)	+(-)	-	可疑
产酸	产酸	+(-)	+(-)	+	可疑
产酸	产酸	+/-	+/-	-	非沙门菌
产碱	产碱	+/-	+/-	+/-	非沙门菌

注:+表示阳性;-表示阴性;+(-)表示多数为阳性,少数为阴性;+/-表示阳性或阴性。

在前一天的普通营养琼脂平板上挑取数个可疑单菌落接种尿素琼脂(pH7.2)、蛋白胨水(供做靛基质实验)、氰化钾(KCN)培养基,置 36℃±1℃培养 18~24h,观察结果。典型沙门菌结果为硫化氢阳性,靛基质阴性,尿素阴性,KCN 阴性,赖氨酸脱羧酶阳性。也可在营养琼脂平板上挑取数个可疑单菌落,用生理盐水制备成浊度适当的菌悬液,使用生化鉴定试剂盒进行鉴定。

(5)血清学分型鉴定(玻片凝集反应):一般采用 1.2%~1.5%琼脂培养物作为玻片凝集实验的抗原。

在玻片上划出 2 个约 1cm×2cm 的区域,挑取 1 环待测菌,各放 1/2 环于玻片上的每一区域上部,在其下部加 1 滴多价菌体(O)抗血清或多价鞭毛(H)抗血清,在另一区域下部加入 1 滴生理盐水作为对照。再用无菌接种环分别将两个区域内的菌落研成乳状液。将玻片倾斜摇动混合 1min,黑暗背景观察,任何程度的凝集现象均可鉴定为多价菌体抗原(O)或多价鞭毛抗原(H)阳性。

必要时按以下方法进行血清学分型:A~F 组多价 O 血清凝集:取一滴 A~F 组多价 O 诊

断血清于玻片上，再取少许实验菌与之混合，同时设有对照，若对照均匀混浊，而实验菌数分钟内出现肉眼可见的颗粒状凝集物，即为阳性，可确定为沙门菌属。

沙门菌单价因子O血清凝集：如A～F多价O血清阳性，继续将实验菌与沙门菌单价因子O血清做凝集实验，确定实验菌属于哪一群；若生化反应典型，而与A～F多价O诊断血清不凝集者，应考虑是否有Vi抗原存在，应采用Vi血清和其他群O多价血清及所包括的O因子血清做凝集反应。

H抗原判定：O抗原确定后，依次用相应的H因子（鞭毛抗原）进一步鉴定其第一相和第二相抗原。即选用第一相因子血清（a，b，c，d，…）检查第一相H抗原，若发生凝集，再选用第二相H抗原，以确定实验菌是哪一型沙门菌。

（五）结果分析与报告

综合上述生化和血清学实验的结果，对食品中沙门菌做出菌型判断，并报告结果。沙门菌血清型的鉴定应当具有完整的血清学分型结果。如果只鉴定到O群，没有得出H抗原的分型结果，往往不能认定是沙门菌。只有在属和种的鉴定结果是完全可靠的情况下，才能做出沙门菌未定型的鉴定结论。

（六）注意事项

在整个检测过程中需要注意：①严格遵守无菌操作规范；②采样注意代表性，采样后立即送检；③挑选典型菌落进行生化反应；④生化培养中将已挑菌落的营养琼脂平板储存于2～5℃或室温至少保存24h，以备必要时复查；⑤血清学实验中取菌量要适宜，保证抗原-抗体的最佳比例。

（七）问题与思考

（1）沙门菌的生物学特性是什么？
（2）沙门菌生化反应结果的判断主要从哪几方面进行？如何判断？
（3）前增菌的目的是什么？
（4）选择性增菌的目的是什么？为什么原则上必须使用两种选择性分离增菌液？

二、食品中志贺菌检测

（一）目的

（1）了解志贺菌的生物学特性及原理。
（2）掌握志贺菌属系统检验的主要步骤与方法。
（3）掌握志贺菌菌落的观察和生化反应结果的判断。

（二）基本原理

志贺菌属（*Shigella*）的细菌通称痢疾杆菌，是革兰氏阴性无芽孢杆菌，可引起人类细菌性痢疾和急性肠胃炎。人类对志贺菌的易感性较高，人是它的唯一宿主，所以在食物和饮用水的卫生检验时，常以是否含有志贺菌作为指标。

志贺菌属的细菌与肠杆菌科各属细菌相比较，志贺菌属的主要鉴别特征为不运动，能分解葡萄糖，产酸不产气，对各种糖的利用能力较差，并且在含糖的培养基内一般不形成可见气体。除运动力与生化反应外，志贺菌的进一步分群分型有赖于血清学实验。

（三）器材和试剂

1. 器材 冰箱、恒温培养箱、显微镜、均质器或灭菌乳钵、架盘药物天平、灭菌广口瓶、灭菌锥形瓶、灭菌培养皿等。

2. 培养基和试剂　GN 增菌液、HE 琼脂平板（或 SS 琼脂平板）、麦康凯琼脂平板（或伊红-亚甲蓝琼脂平板）、三糖铁（TSI）琼脂斜面、葡萄糖半固体管、葡萄糖铵琼脂、西蒙枸橼酸盐琼脂、赖氨酸脱羧酶培养基、pH7.2 尿素琼脂、氰化钾（KCN）培养基。糖发酵管：5%乳糖、甘露醇、棉籽糖、甘油、水杨苷、七叶苷；志贺菌属诊断血清；靛基质试剂等。

（四）操作步骤

1. 标本采集及运送　同沙门菌检验。

2. 检验步骤

（1）增菌：称取检样 25g，加入装有 225ml GN 增菌液的 500ml 广口瓶中，固体食品用均质器以 8000～10 000r/min 打碎 1min，或用乳钵加灭菌砂磨碎；粉状食品用金属匙或玻璃棒研磨使其乳化，于 36℃培养 6～8h。培养时间视细菌生长情况而定，当培养液出现轻微混浊时即应终止培养。

（2）分离：各取增菌液 1 环，分别接种到 HE 琼脂平板（或 SS 琼脂平板）和麦康凯（或伊红-亚甲蓝）琼脂平板，36℃孵育 18～24h。

菌落观察：在上述琼脂平板培养基上，志贺菌形成无色、透明或半透明、光滑湿润、边缘整齐、中等大小菌落，比沙门菌落较小、更扁平、稍透明，不发酵乳糖，但宋内志贺菌菌落较大，边缘不整齐，且能迟缓发酵乳糖，菌落有时呈玫瑰红色；在 HE 琼脂平板上，形成绿色、湿润、隆起、光滑的菌落。

（3）初步生化实验：挑选平板上单个可疑菌落 2～3 个分别接种于三糖铁（TSI）琼脂斜面和葡萄糖半固体培养基，置 36℃孵育 18～24h。

结果观察：在三糖铁斜面上，志贺菌底层产酸不产气（某些福氏 6 型，鲍氏 13、14 型产生少量气体），不产生硫化氢，斜面部分不产酸；葡萄糖半固体中沿穿刺线生长，无动力，分解葡萄糖产酸。

（4）血清学实验（玻片凝集反应）：挑取三糖铁琼脂上的培养物，做玻片凝集实验。先用 4 种志贺菌多价血清检查，如果由于 K 抗原的存在而不出现凝集，应将菌液煮沸后再检查；如果呈现凝集，则用 A_1、A_2、B 群多价和 D 群血清分别实验。如是 B 群福氏志贺菌，则用群和型因子血清分别检查（表 13-2）。可先用群因子血清检查，再根据群因子血清出现凝集的结果，依次选用型因子血清检查。4 种志贺菌多价血清不凝集的菌株，可用鲍氏多价 1、2、3 分别检查，并进一步用 1～15 各型因子血清检查。如果鲍氏多价血清不凝集，可用痢疾志贺菌 3～12 型多价血清及各型因子血清检查。以单价抗血清和因子血清确定型与亚型。

表 13-2　福氏志贺菌各型和亚型的型抗原和群抗原

型和亚型	型抗原	群抗原	在群因子血清中的凝集		
			3, 4	6	7, 8
1a	I	1, 2, 4, 5, 9, …	+	−	−
1b	I	1, 2, 4, 5, 6, 9, …	+	+	−
2a	II	1, 3, 4, …	+	−	−
2b	II	1, 7, 8, 9, …	−	−	+
3a	III	1, 6, 7, 8, 9, …	−	+	+
3b	III	1, 3, 4, 6, …	+	+	−
4a	IV	1,（3, 4）, …	(+)	−	−
4b	IV	1, 3, 4, 6, …	+	+	−

续表

型和亚型	型抗原	群抗原	在群因子血清中的凝集		
			3，4	6	7，8
5a	V	1，3，4，…	+	—	—
5b	V	1，5，7，9，…	—	—	+
6	Ⅵ	1，2，(4)，…	(+)	—	—
X变体	—	1，7，8，9，…	—	—	+
Y变体	—	1，3，4，…	+	—	—

注：+表示凝集；—表示不凝集；（ ）表示有或无。

如果福氏志贺菌多价血清凝集阳性，应进一步做分型血清凝集实验，以鉴定亚型，结果判断见表13-3。

表13-3 福氏分型血清凝集实验结果

在群因子血清中的凝集反应			可能的血清型
3，4	6	7，8	
+	—	—	2a，1a，4a，5a，y，6
+	+	—	1b，3b，4b
—	+	+	3a
—	—	+	2b，5b，x
—	—	—	4，6

（5）进一步生化实验：在做血清学分型的同时，应做进一步的生化实验。将三糖铁琼脂斜面上的培养物接种于葡萄糖胺、西蒙枸橼酸盐、赖氨酸脱羧酶、pH7.2 尿素、氰化钾培养基及水杨苷、七叶苷发酵管，36℃孵育 24～48h，志贺菌属的培养及发酵实验均为阴性。必要时还应做革兰氏染色检查和氧化酶实验，应为革兰氏染色阴性，氧化酶实验阴性。

生化反应不符合的菌株，即使能与某种志贺菌分型血清发生凝集，仍不能判定为志贺菌属的培养物。

已判定为志贺菌属的培养物，需进一步做 5%乳糖、甘露醇、棉子糖和甘油的发酵和靛基质实验。从三糖铁管中取培养物接种于上述发酵管内，置 36℃温箱孵育 24～48h。志贺菌属 4个生化群的培养物，应符合该群的生化特征，见表 13-4。但福氏 6 型的生化特征与 A 群或 C群相似。

表13-4 志贺菌属四个群的生化特征

生化群	5%乳糖	甘露醇	棉子糖	甘油	靛基质
A群：痢疾志贺菌	—	—	—	(+)	—/+
B群：福氏志贺菌	—	+	+	—	(+)
C群：鲍氏志贺菌	—	+	—	(+)	—/+
D群：宋内志贺菌	+/(+)	+	+	d	—

注：（+）为3日或3日以后迟缓阳性反应；d为有不同生化型；+/—为主要阳性，有些阴性；—/+为主要阴性或少量气体。

（五）结果分析与报告

根据实验过程详细记录各项结果，综合生化和血清学实验结果，对菌型做出判定，并报告结果。

（六）注意事项

为保证检验的准确可靠，必须做到：①严格遵守无菌操作规范；②采样注意代表性，志贺菌在常温存活期很短，采样后应立即送检，若 24h 内检验，可置于 4～8℃冰箱内保存；③挑选两个以上典型菌落进行生化实验。

（七）问题与思考

（1）如何提高食品中的志贺菌的阳性检出率？
（2）根据培养和生化实验，如何判断是否检出志贺菌？
（3）简述志贺菌属四个群的生化特征。

附

1. 缓冲蛋白胨水（BPW）
（1）成分：

蛋白胨	10.0g
氯化钠	5.0g
磷酸氢二钠（含 12 个结晶水）	9.0g
磷酸二氢钾	1.5g
蒸馏水	1000ml

（2）制法：将各成分加入蒸馏水中，搅匀，静止约 10min，煮沸溶解，调节 pH 为 7.2±0.2，高压蒸汽灭菌 121℃，15min。

2. 四硫酸钠煌绿增菌液（TTB）
（1）成分：
1）基础液：

蛋白胨	10.0g
牛肉膏	5.0g
氯化钠	3.0g
碳酸钙	45.0g
蒸馏水	1000ml

除碳酸钙外，将各成分加入蒸馏水中，搅拌混匀，静置约 10min，加热煮沸至完全溶解，再加入碳酸钙，调至 pH7.0±0.1，高压蒸汽灭菌 121℃，20min。

2）硫代硫酸钠溶液：硫代硫酸钠（含 5 个结晶水）50.0g，加蒸馏水至 100ml，高压蒸汽灭菌 121℃，20min。

3）碘溶液：

碘片	20.0g
碘化钾	25.0g
蒸馏水	若干

将碘化钾充分溶解于少量的蒸馏水中，再投入碘片，振摇玻瓶至碘片完全溶解为止，然后加蒸馏水至规定的总量 100ml，储存于棕色瓶内，塞紧瓶盖备用。

4）0.5%煌绿水溶液：

煌绿	0.5g
蒸馏水	100ml

溶解后，存放暗处，不少于 1 日，使其自然灭菌。

5）牛胆盐溶液：

牛胆盐	10.0g

蒸馏水	100ml

加热煮沸至完全溶解，高压蒸汽灭菌 121℃，20min。

（2）制法：临用前，按基础液（900.0ml），硫代硫酸钠溶液 100.0ml，碘溶液（20.0ml），煌绿水溶液（2.0ml），牛胆盐溶液（50.0ml）的顺序，以无菌操作一次加入基础液中，每加入一种成分，均应摇匀后再加入另一种成分。

3. 亚硒酸盐胱氨酸增菌液（SC）

（1）成分：

蛋白胨	5.0g
乳糖	4.0g
亚硒酸氢钠	4.0g
磷酸氢二钠	10.0g
L-胱氨酸	0.01g
蒸馏水	1000ml

（2）制法：将除亚硒酸氢钠和L-胱氨酸以外的各成分溶解于900ml 蒸馏水中，煮沸溶解，冷至55℃以下，以无菌操作将亚硒酸氢钠溶解于100ml 蒸馏水中，加热煮沸，待冷，以无菌操作与上液混合，再加入 1g/L 的 L-胱氨酸 10ml（0.1g L-胱氨酸，加 1mol/L 氢氧化钠溶液 15ml，使溶解，再加无菌蒸馏水至100ml 即成），摇匀。pH 应为 7.0±0.2。

4. SS 琼脂

（1）成分：

1）基础培养基：

牛肉膏	5.0g
胨胨	5.0g
三号胆盐	3.5g
琼脂	17.0g
蒸馏水	1000ml

将牛肉膏、胨胨和胆盐溶解于400ml 蒸馏水中，将琼脂加入于600ml 蒸馏水中，煮沸使其溶解，再将两液混合，121℃高压蒸汽灭菌 15min，保存备用。

2）完全培养基：

基础培养基	1000.0ml
乳糖	10.0g
枸橼酸钠	8.5g
硫代硫酸钠	8.5g
10%枸橼酸铁溶液	10.0ml
1%中性红溶液	2.5ml
0.1%煌绿溶液	0.33ml

（2）制法：加热溶解基础培养基，按比例加入上述染料以外的各种成分，充分混匀，校正 pH 至 7.0，加入中性红和煌绿溶液，倾注平板。

5. 亚硫酸铋琼脂（BS）（pH7.5）

（1）成分：

蛋白胨	10.0g
牛肉膏	5.0g
葡萄糖	5.0g
硫酸亚铁	0.3g
磷酸氢二钠	4.0g
煌绿	0.025g

枸橼酸铋铵	2.0g
亚硫酸钠	6.0g
琼脂	18.0～20.0g
蒸馏水	1000ml

（2）制法：将前面 3 种成分溶解于 300ml 蒸馏水（制成基础液）；将硫酸亚铁和磷酸氢二钠分别加入 20ml 和 30ml 蒸馏水中；将枸橼酸铋铵和亚硫酸钠分别加入另一 20ml 和 30ml 蒸馏水中；将琼脂于 600ml 蒸馏水中搅拌均匀，煮沸溶解，冷至 80℃。将以上 3 种液体合并，补充蒸馏水至 1000ml，校正 pH 至 7.5，加 0.5%煌绿溶液 5ml，摇匀，冷至 50～55℃，倾注平板。

6. 三糖铁（TSI）琼脂

（1）成分：

蛋白胨	20.0g
牛肉膏	5.0g
乳糖	10.0g
蔗糖	10.0g
葡萄糖	1.0g
氯化钠	5.0g
硫酸亚铁铵	0.2g
硫代硫酸钠	0.2g
琼脂	12.0g
酚红	0.025g
蒸馏水	1000ml

（2）制法：将琼脂和酚红以外的各成分溶解于蒸馏水中，校正 pH（pH7.4）。加入琼脂，加热煮沸，以溶解琼脂。加入 0.2%酚红水溶液 12.5ml，摇匀，分装试管，装量要多些，以便得到较高的底层。121℃高压蒸汽灭菌 15min，放置高层斜面备用。

7. 尿素琼脂（pH7.2）

（1）成分：

蛋白胨	1.0g
氯化钠	5.0g
葡萄糖	1.0g
磷酸二氢钾	2.0g
0.4%酚红溶液	3.0ml
琼脂	20.0g
蒸馏水	1000ml
20%尿素溶液	100.0ml

（2）制法：将尿素和琼脂以外的各成分配好，校正 pH，加入琼脂，加热溶解，分装烧瓶，121℃高压蒸汽灭菌 15min，冷至 50～55℃，加入经过滤除菌的尿素溶液。尿素的最终浓度为 2%，最终 pH 应为 7.2±0.2。分装于灭菌试管内，放成斜面备用。

8. 氰化钾（KCN）培养基（pH7.6）

（1）成分：

蛋白胨	10.0g
氯化钠	5.0g
磷酸二氢钾	0.225g
磷酸氢二钠	5.64g
蒸馏水	1000ml
0.5%氰化钾溶液	20.0ml

（2）制法：将氰化钾以外的成分配好后分装烧瓶，121℃高压蒸汽灭菌 15min，放在冰箱内使其充分冷却。每 100ml 培养基加入 0.5%氰化钾溶液 2.0ml（最后浓度为 1∶10 000），分装于灭菌试管，每管约 4ml，立即用灭菌橡皮塞塞紧，放在 4℃冰箱内，至少可保存 2 个月。同时，将不加氰化钾的培养基作为对照培养基，分装试管备用。

9. 赖氨酸脱羧酶实验培养基（pH6.8）

（1）成分：

蛋白胨	5.0g
酵母浸膏	3.0g
葡萄糖	1.0g
蒸馏水	1000ml
1.6%溴甲酚紫-乙醇溶液	1.0ml
L-氨基酸或 DL-氨基酸	0.5g/100ml 或 1.0g/100ml

（2）制法：将氨基酸以外的成分加热溶解后，分装每瓶 100ml，分别加入各种氨基酸（赖氨酸、精氨酸和鸟氨酸）。L-氨基酸按 0.5%加入或 DL-氨基酸按 1%加入，再校正 pH 至 6.8±0.2。对照培养基不加氨基酸。分装于灭菌小试管中，或每管 0.5ml，上面滴加一层液体石蜡，115℃高压蒸汽灭菌 10min。

10. GN 增菌液（pH7.0）

（1）成分：

胰蛋白胨	20.0g
葡萄糖	1.0g
甘露醇	2.0g
枸橼酸钠	5.0g
去氧胆酸钠	0.5g
磷酸氢二钾	4.0g
磷酸二氢钾	1.5g
氯化钠	5.0g
蒸馏水	1000ml

（2）制法：将上述成分配好，加热使其溶解，校正 pH。分装每瓶 225ml，115℃高压蒸汽灭菌 15min，保存备用。

11. HE 琼脂（Hektoen Enteric Agar）（pH7.5）

（1）成分：

基础液：

胨胨	12.0g
牛肉膏	3.0g
乳糖	12.0g
蔗糖	12.0g
水杨素	2.0g
胆盐	20.0g
氯化钠	5.0g
0.4%溴麝香草酚蓝溶液	16.0ml
蒸馏水	400ml

琼脂液：

琼脂	18.0~20.0g
蒸馏水	600ml

甲液：

硫代硫酸钠	34.0g
枸橼酸铁铵	4.0g
蒸馏水	100ml

乙液：

去氧胆酸钠	10.0g
蒸馏水	100ml

Andrade 指示剂：

酸性复红	0.5g
1mol/L 氢氧化钠溶液	16.0ml
蒸馏水	100ml

（2）制法：将前面7种成分溶解于400ml蒸馏水中作为基础液；将琼脂于600ml蒸馏水中加热溶解。加入甲液（20ml）和乙液（20ml）于基础液内，校正pH至7.5。再加入20ml Andrade指示剂，并与琼脂液合并，冷至50～55℃，倾注平板。

12. 麦康凯琼脂

（1）成分：

蛋白胨	17.0g
胨胨	3.0g
猪胆盐（或牛、羊胆盐）	5.0g
氯化钠	5.0g
琼脂	17.0g
蒸馏水	1000ml
乳糖	10.0g
0.01%结晶紫水溶液	10.0ml
0.5%中性红水溶液	5.0ml

（2）制法：将蛋白胨、胨胨、胆盐和氯化钠溶解于400ml蒸馏水中，校正pH至7.2。将琼脂加入于600ml蒸馏水中，加热溶解，再将两液混合，分装于烧瓶中，121℃高压蒸汽灭菌15min，保存备用。临用时加热熔化琼脂，趁热加入乳糖，冷至50～55℃时，加入结晶紫和中性红水溶液，摇匀后倾注平板（注：结晶紫及中性红水溶液配好后须经高压蒸汽灭菌）。

13. 伊红-亚甲蓝琼脂（pH7.1）

（1）成分：

蛋白胨	10.0g
乳糖	10.0g
磷酸氢二钾	2.0g
琼脂	17.0g
2%伊红水溶液	20.0ml
0.65%亚甲蓝溶液	10.0ml
蒸馏水	1000ml

（2）制法：将蛋白胨、磷酸盐和琼脂溶解于蒸馏水中，校正pH，分装于烧瓶内，121℃（103.4kPa）高压蒸汽灭菌15min备用。临用时加入乳糖并加热熔化琼脂，冷至50～55℃，加入伊红和亚甲蓝溶液，摇匀，倾注平板。

14. 葡萄糖铵琼脂（pH6.8）

（1）成分：

氯化钠	5.0g
硫酸镁（MgSO₄·7H₂O）	0.2g

磷酸二氢铵	1.0g
磷酸氢二钾	1.0g
葡萄糖	2.0g
琼脂	20.0g
蒸馏水	1000ml
0.2%溴麝香草酚蓝溶液	40.0ml

（2）制法：先将盐类和糖溶解于水内，校正 pH，再加琼脂，加热溶解，然后加入指示剂，混合均匀后分装试管，121℃高压蒸汽灭菌 15min，放成斜面。

15. 西蒙枸橼酸盐琼脂（pH6.8）

（1）成分：

氯化钠	5.0g
硫酸镁（$MgSO_4 \cdot 7H_2O$）	0.2g
磷酸二氢铵	1.0g
磷酸氢二钾	1.0g
枸橼酸钠	5.0g
琼脂	20.0g
蒸馏水	1000ml
0.2%溴麝香草酚蓝溶液	40.0ml

（2）制法：先将盐类溶解于水内，校正 pH，再加琼脂，加热溶解。然后加入指示剂，混合均匀后分装试管，121℃高压蒸汽灭菌 15min，放成斜面。

16. 半固体琼脂（pH 7.4±0.2）

（1）成分：

牛肉膏	0.3g
蛋白胨	1.0g
氯化钠	0.5g
琼脂	0.35g～0.4 g
蒸馏水	100ml

（2）制法：按以上成分配好，煮沸溶解，调节 pH。分装小试管。121℃高压蒸汽灭菌 15min。直立凝固备用（注：供动力观察、菌种保存、H 抗原位相变异实验等用）。

（丁　玲）

实验十四　海产品中副溶血弧菌的检测

一、目　　的

掌握海产品中副溶血弧菌的检测方法。

二、基　本　原　理

副溶血弧菌是一种重要的食源性致病菌，是沿海地区细菌性食源性疾病暴发的最主要致病因子。副溶血弧菌为一嗜盐性细菌，在 30～37℃、pH 7.4～8.2、含盐 3%～4% 的培养基上生长良好，而在无盐环境下不能生长。蛋白胨、牛肉膏粉提供氮源、维生素、矿物质；乳糖、葡萄糖、蔗糖为可发酵糖类，其产酸时通过酚红指示剂测出，酸性呈黄色，碱性呈红色；硫代硫酸钠可被某些细菌还原为硫化氢，与硫酸亚铁中的铁盐生成黑色硫化铁；较高含量的氯化钠维持弧菌均衡的渗透压，并抑制非弧菌类细菌生长；琼脂是培养基的凝固剂。

三、器材和试剂

1. 器材　除微生物实验室常规灭菌及培养设备外，其他设备和材料如下。

（1）恒温培养箱：36℃±1℃。

（2）冰箱：2～5℃、7～10℃。

（3）恒温水浴箱：36℃±1℃。

（4）均质器或无菌乳钵。

（5）天平：感量 0.1g。

（6）无菌试管：18mm×180mm、15mm×100mm。

（7）无菌吸管：1ml（具 0.01ml 刻度）、10ml（具 0.1ml 刻度）或微量移液器及吸头。

（8）无菌锥形瓶：容量为 250ml、500ml、1000ml。

（9）无菌培养皿：直径为 90mm。

（10）全自动微生物生化鉴定系统。

（11）无菌手术剪、镊子。

2. 培养基和试剂　详见本实验后附。

（1）3%氯化钠碱性蛋白胨水。

（2）硫代硫酸盐-枸橼酸盐-胆盐-蔗糖（TCBS）琼脂。

（3）3%氯化钠胰蛋白胨大豆琼脂。

（4）3%氯化钠三糖铁琼脂。

（5）嗜盐性实验培养基。

（6）3%氯化钠甘露醇实验培养基。

（7）3%氯化钠赖氨酸脱羧酶实验培养基。

（8）3%氯化钠 MR-VP 培养基。

（9）3%氯化钠溶液。

（10）我妻氏血琼脂。

（11）氧化酶试剂。

（12）革兰氏染色液。

（13）ONPG 试剂。

（14）Voges-Proskauer（V-P）试剂。

（15）弧菌显色培养基。

（16）生化鉴定试剂盒。

四、操 作 步 骤

（一）样品制备

（1）非冷冻样品采集后应立即置 7～10℃冰箱保存，及早检验；冷冻样品应在 45℃以下不超过 15min 或在 2～5℃不超过 18h 解冻。

（2）鱼类和头足类动物取表面组织、肠或鳃；贝类取全部内容物，包括贝肉和体液；甲壳类取整个动物，或者动物的中心部分，包括肠和鳃。如为带壳贝类或甲壳类，则应先在自来水中洗刷外壳并甩干表面水分，然后以无菌操作打开外壳，按上述要求取相应部分。

（3）以无菌操作取样品 25g（ml），加入 3%氯化钠碱性蛋白胨水 225ml，用旋转刀片式均质器以 8000r/min 均质 1min，或拍击式均质器拍击 2min，制备成 1∶10 的样品匀液。如无均质器，则将样品放入无菌乳钵，自 225ml 3%氯化钠碱性蛋白胨水中取少量稀释液加入无菌乳钵，样品磨碎后放入 500ml 无菌锥形瓶，再用少量稀释液冲洗乳钵中的残留样品 1～2 次，洗液放入锥形瓶，最后将剩余稀释液全部放入锥形瓶，充分振荡，制备 1∶10 的样品匀液。

（二）增菌

1. 定性检测　将上步制备的 1∶10 样品匀液于 36℃±1℃培养 8～18h。

2. 定量检测

（1）用无菌吸管吸取 1∶10 样品匀液 1ml，注入含有 9ml 3%氯化钠碱性蛋白胨水的试管内，振摇试管混匀，制备 1∶100 的样品匀液。

（2）另取 1ml 无菌吸管，按上步操作程序，依次制备 10 倍系列稀释样品匀液，每递增稀释一次，换用一支 1ml 无菌吸管。

（3）根据对检样污染情况的估计，选择 3 个适宜的连续稀释度，每个稀释度接种 3 支含有 9ml 3%氯化钠碱性蛋白胨水的试管，每管接种 1ml。置 36℃±1℃恒温箱内，培养 8～18h。

（三）分离

（1）对所有显示生长的增菌液，用接种环在距离液面以下 1cm 内蘸取一环增菌液，于 TCBS 琼脂平板或弧菌显色培养基平板上划线分离。一支试管划线一块平板。于 36℃±1℃培养 18～24h。

（2）典型的副溶血性弧菌在 TCBS 琼脂上呈圆形、半透明、表面光滑的绿色菌落，用接种环轻触，有类似口香糖的质感，直径 2～3mm。从培养箱取出 TCBS 琼脂平板后，应尽快（不超过 1h）挑取菌落或标记要挑取的菌落。典型的副溶血性弧菌在弧菌显色培养基上的特征按照产品说明进行判定。

（四）纯培养

挑取 3 个或以上疑似菌落，划线接种 3%氯化钠胰蛋白胨大豆琼脂平板，36℃±1℃培养 18～24h。

（五）初步鉴定

1. 氧化酶实验　挑选纯培养的单个菌落进行氧化酶实验，副溶血性弧菌为氧化酶阳性。

2. 涂片镜检　将可疑菌落涂片，进行革兰氏染色，镜检观察形态。副溶血性弧菌为革兰氏阴性，呈棒状、弧状、卵圆状等多形态，无芽孢，有鞭毛。

3. 挑取纯培养的单个疑似菌落，转种于 3%氯化钠三糖铁琼脂斜面并穿刺底层，36℃±1℃ 培养 24h 观察结果。副溶血性弧菌在 3%氯化钠三糖铁琼脂中的反应为底层变黄不变黑，无气泡，斜面颜色不变或红色加深，有动力。

4. 嗜盐性实验　挑取纯培养的单个可疑菌落，分别接种 0、6%、8%和10%不同氯化钠浓度的胰胨液，36℃±1℃培养 24h，观察液体混浊情况。副溶血性弧菌在无氯化钠和 10%氯化钠的胰胨水中不生长或微弱生长，在 6%氯化钠和 8%氯化钠的胰胨水中生长旺盛。

（六）确定鉴定

取纯培养物分别接种含 3%氯化钠的甘露醇实验培养基、赖氨酸脱羧酶实验培养基、MR-VP 培养基，36℃±1℃培养 24～48h 后观察结果；3%氯化钠三糖铁琼脂隔夜培养物进行 ONPG 实验。可选择生化鉴定试剂盒或全自动微生物生化鉴定系统。

五、测定结果记录

副溶血弧菌菌落生化性状和与其他弧菌的鉴别情况分别见表 14-1 和表 14-2。

表 14-1　副溶血弧菌的生化性状

项目	生化性状
氧化酶	+
动力	+
蔗糖	−
葡萄糖	+
甘露醇	+
分解葡萄糖产气	−
乳糖	−
硫化氢	
赖氨酸脱羧酶	+
VP	
OPNG	−

注：+表示阳性；−表示阴性。

表 14-2　副溶血弧菌主要性状与其他弧菌的鉴别

名称	氧化酶	赖氨酸	精氨酸	鸟氨酸	明胶	脲酶	VP	42℃生长	蔗糖	D-纤维二糖	乳糖	阿拉伯糖	D-甘露糖	D-甘露醇	ONPG	嗜盐性实验氯化钠含量/%				
																0	3	6	8	10
副溶血弧菌 *V.parahaemolyticus*	+	+	−	+	+	V	−	+	−	V	−	+	−	+	−	−	+	+	+	−
创伤弧菌 *V.vulnificus*	+	+	−	+	−	−	−	+	−	+	+	−	+	V	+	−	+	−	−	−
溶藻弧菌 *V.alginolyticus*	+	+	−	+	+	−	+	+	+	−	−	−	+	+	−	−	+	+	+	+
霍乱弧菌 *V.cholerae*	+	+	−	+	+	−	V	+	+	+	−	−	+	+	+	+	+	−	−	−

续表

名称	氧化酶	赖氨酸	精氨酸	鸟氨酸	明胶	脲酶	VP	42℃生长	蔗糖	D-纤维二糖	乳糖	阿拉伯糖	D-甘露糖	D-甘露醇	ONPG	嗜盐性实验 氯化钠含量/%				
																0	3	6	8	10
拟态弧菌 V.mimicus	+	+	−	+	+	−	−	+	−	−	−	−	−	+	+	+	+	−	−	−
河弧菌 V.fluvialis	+	−	+		+	−	−	V	+	+		+	+	+	+		+	+	V	
弗氏弧菌 V.furnissii	+	−	+		+			V		+		+	+	+	+	−	+	+	+	
梅氏弧菌 V.metschnikovii	−	+	+	+	+		+	V					+	+	+	−	+	+	V	
霍利斯弧菌 V.hollisae	+	−	−	−	−	−	−	nd		+		+		−	−	−	+	+	−	

注：+表示阳性；−表示阴性；nd 表示未实验；V 表示可变。

六、结果分析与报告

根据检出的可疑菌落生化性状，报告 25g（ml）样品中检出副溶血弧菌。如果进行定量检测，根据证实为副溶血弧菌阳性的试管管数，查最可能数（MPN）检索表（表 14-3），报告每克（ml）副溶血弧菌的 MPN。

表 14-3　副溶血性弧菌最可能数（MPN）检索表

阳性管数			MPN	95%可信限		阳性管数			MPN	95%可信限	
0.1	0.01	0.001		下限	上限	0.1	0.01	0.001		下限	上限
0	0	0	<3.0	−	9.5	2	2	0	21	4.5	42
0	0	1	3.0	0.15	9.6	2	2	1	28	8.7	94
0	1	0	3.0	0.15	11	2	2	2	35	8.7	94
0	1	1	6.1	1.2	18	2	3	0	29	8.7	94
0	2	0	6.2	1.2	18	2	3	1	36	8.7	94
0	3	0	9.4	3.6	38	3	0	0	23	4.6	94
1	0	0	3.6	0.17	18	3	0	1	38	8.7	110
1	0	1	7.2	1.3	18	3	0	2	64	17	180
1	0	2	11	3.6	38	3	1	0	43	9	180
1	1	0	7.4	1.3	20	3	1	1	75	17	200
1	1	1	11	3.6	38	3	1	2	120	37	420
1	2	0	11	3.6	42	3	1	3	160	40	420
1	2	1	15	4.5	42	3	2	0	93	18	420
1	3	0	16	4.5	42	3	2	1	150	37	420
2	0	0	9.2	1.4	38	3	2	2	210	40	430
2	0	1	14	3.6	42	3	2	3	290	90	1000
2	0	2	20	4.5	42	3	3	0	240	42	1000

续表

阳性管数			MPN	95%可信限		阳性管数			MPN	95%可信限	
0.1	0.01	0.001		下限	上限	0.1	0.01	0.001		下限	上限
2	1	0	15	3.7	42	3	3	1	460	90	2000
2	1	1	20	4.5	42	3	3	2	1100	180	4100
2	1	2	27	8.7	94	3	3	3	>1100	420	—

注：1. 本表采用 3 个稀释度[0.1g（ml）、0.01g（ml）和 0.001g（ml）]，每个稀释度接种 3 管。

2. 表内所列检样量如改用 1g（ml）、0.1g（ml）和 0.01g（ml）时，表内数字应相应降低 10 倍；如改用 0.01g（ml）、0.001g（ml）、0.0001g（ml）时，则表内数字应相应增加 10 倍，其余类推。

七、注 意 事 项

（1）采样的温度和时间控制。
（2）副溶血弧菌在弧菌显色培养基上的形态学特征。

八、思 考 题

为什么本次实验培养基中需要加入较高浓度氯化钠？

附

1. 3%氯化钠碱性蛋白胨水

（1）成分：

蛋白胨	10.0g
氯化钠	30.0g
蒸馏水	1000ml

（2）制法：将上述成分溶于蒸馏水中，校正 pH 至 8.5±0.2，121℃高压蒸汽灭菌 10min。

2. 硫代硫酸盐-枸橼酸盐-胆盐-蔗糖（TCBS）琼脂

（1）成分：

蛋白胨	10.0g
酵母浸膏	5.0g
枸橼酸钠（$C_6H_5O_7Na_3 \cdot 2H_2O$）	10.0g
硫代硫酸钠（$Na_2S_2O_3 \cdot 5H_2O$）	10.0g
氯化钠	10.0g
牛胆汁粉	5.0g
枸橼酸铁	1.0g
胆酸钠	3.0g
蔗糖	20.0g
溴麝香草酚蓝	0.04g
麝香草酚蓝	0.04g
琼脂	15.0g
蒸馏水	1000ml

（2）制法：将上述成分溶于蒸馏水中，校正 pH 至 8.6±0.2，加热煮沸至完全溶解。冷至 50℃左右倾注平板备用。

3. 3%氯化钠胰蛋白胨大豆琼脂

（1）成分：

胰蛋白胨	15.0g
大豆蛋白胨	5.0g
氯化钠	30.0g
琼脂	15.0g
蒸馏水	1000ml

（2）制法：将上述成分溶于蒸馏水中，校正 pH 至 7.3±0.2，121℃高压蒸汽灭菌 15min。

4. 3%氯化钠三糖铁琼脂

（1）成分：

蛋白胨	15.0g
胨蛋白胨	5.0g
牛肉膏	3.0g
酵母浸膏	3.0g
氯化钠	30.0g
乳糖	10.0g
蔗糖	10.0g
葡萄糖	1.0g
硫酸亚铁（$FeSO_4$）	0.2g
苯酚红	0.024g
硫代硫酸钠（$Na_2S_2O_3$）	0.3g
琼脂	12.0g
蒸馏水	1000ml

（2）制法：将上述成分溶于蒸馏水中，校正 pH 至 7.4±0.2。分装到适当容量的试管中。121℃高压蒸汽灭菌 15min。制成高层斜面，斜面长 4～5cm，高层深度为 2～3cm。

5. 嗜盐性实验培养基

（1）成分：

胰蛋白胨	10.0g
氯化钠	按不同量加入
蒸馏水	1000ml

（2）制法：将上述成分溶于蒸馏水中，校正 pH 至 7.2±0.2，共配制 5 瓶，每瓶 100ml。每瓶分别加入不同量的氯化钠：①不加；②3g；③6g；④8g；⑤10g。分装试管，121℃高压蒸汽灭菌 15min。

6. 3%氯化钠甘露醇实验培养基

（1）成分：

牛肉膏	5.0g
蛋白胨	10.0g
氯化钠	30.0g
磷酸氢二钠（$Na_2HPO_4·12H_2O$）	2.0g
甘露醇	5.0g
溴麝香草酚蓝	0.024g
蒸馏水	1000ml

（2）制法：将上述成分溶于蒸馏水中，校正 pH 至 7.4±0.2，分装小试管，121℃高压蒸汽灭菌 10min。

（3）实验方法：从琼脂斜面上挑取培养物接种，于 36℃±1℃培养不少于 24h，观察结果。甘露醇阳性者培养物呈黄色，阴性者为绿色或蓝色。

7. 3%氯化钠赖氨酸脱羧酶实验培养基

（1）成分：

蛋白胨	5.0g
酵母浸膏	3.0g
葡萄糖	1.0g
溴甲酚紫	0.02g
L-赖氨酸	5.0 g
氯化钠	30.0g
蒸馏水	1000ml

（2）制法：除赖氨酸以外的成分溶于蒸馏水中，校正 pH 至 6.8±0.2。再按 0.5%的比例加入赖氨酸，对照培养基不加赖氨酸。分装小试管，每管 0.5ml，121℃高压蒸汽灭菌 15min。

（3）实验方法：从琼脂斜面上挑取培养物接种，于 36℃±1℃培养不少于 24h，观察结果。赖氨酸脱羧酶阳性者由于产碱中和葡萄糖产酸，故培养基仍应呈紫色。阴性者无碱性产物，但因葡萄糖产酸而使培养基变为黄色。对照管应为黄色。

8. 3%氯化钠 MR-VP 培养基

（1）成分：

多胨	7.0g
葡萄糖	5.0g
磷酸氢二钾（K_2HPO_4）	5.0g
氯化钠	30.0g
蒸馏水	1000ml

（2）制法：将上述成分溶于蒸馏水中，校正 pH 至 6.9±0.2，分装试管，121℃高压蒸汽灭菌 15min。

9. 3%氯化钠溶液

（1）成分：

氯化钠	30.0g
蒸馏水	1000ml

（2）制法：将氯化钠溶于蒸馏水中，校正 pH 至 7.2±0.2，121℃高压蒸汽灭菌 15min。

10. 我妻血琼脂

（1）成分：

酵母浸膏	3.0g
蛋白胨	10.0g
氯化钠	70.0g
磷酸氢二钾（K_2HPO_4）	5.0g
甘露醇	10.0g
结晶紫	0.001g
琼脂	15.0g
蒸馏水	1000ml

（2）制法：将上述成分溶于蒸馏水中，校正 pH 至 8.0±0.2，加热至 100℃，保持 30min，冷至 45～50℃，与 50ml 预先洗涤的新鲜人或兔红细胞（含抗凝血剂）混合，倾注平板。干燥平板，尽快使用。

11. 氧化酶试剂

（1）成分：

N,N,N',N'-四甲基对苯二胺盐酸盐	1.0g
蒸馏水	100ml

（2）制法：将 N,N,N',N'-四甲基对苯二胺盐酸盐溶于蒸馏水中，2～5℃冰箱内避光保存，在 7

日之内使用。

（3）实验方法：用细玻璃棒或一次性接种针挑取新鲜（24h）菌落，涂布在氧化酶试剂湿润的滤纸上。如果滤纸在 10s 之内呈现粉红或紫红色，即为氧化酶实验阳性。不变色为氧化酶实验阴性。

12. 革兰氏染色液

（1）结晶紫染色液：

1）成分：

结晶紫	1.0g
95%乙醇	20.0ml
1%草酸铵水溶液	80.0ml

2）制法：将结晶紫完全溶解于乙醇中，然后与草酸铵溶液混合。

（2）革兰氏碘液：

1）成分：

碘	1.0g
碘化钾	2.0g
蒸馏水	300ml

2）制法：将碘与碘化钾先进行混合，加入蒸馏水少许充分振摇，待完全溶解后，再加蒸馏水至 300ml。

（3）沙黄复染液：

1）成分：

沙黄	0.25g
95%乙醇溶液	10.0ml
蒸馏水	90ml

2）制法：将沙黄溶解于乙醇中，然后用蒸馏水稀释。

（4）染色法：

1）将涂片在酒精灯火焰上固定，滴加结晶紫染色液，染 1min，水洗。

2）滴加革兰氏碘液，作用 1min，水洗。

3）滴加 95%乙醇脱色，15～30s，直至染色液被洗掉，不要过分脱色，水洗。

4）滴加复染液，复染 1min。水洗、待干、镜检。

13. ONPG 试剂

（1）缓冲液：

1）成分：

磷酸二氢钠（NaH$_2$PO$_4$·H$_2$O）	6.9g
蒸馏水加至	50ml

2）制法：将磷酸二氢钠溶于蒸馏水中，校正 pH 至 7.0。缓冲液置 2～5℃冰箱保存。

（2）ONPG 溶液：

1）成分：

邻硝基酚-β-D-吡喃半乳糖苷（ONPG）	0.08g
蒸馏水	15ml
缓冲液	5.0ml

2）制法：将 ONPG 在 37℃的蒸馏水中溶解，加入缓冲液。ONPG 溶液置 2～5℃冰箱保存。实验前，将所需用量的 ONPG 溶液加热至 37℃。

（3）实验方法：将待检培养物接种 3%氯化钠三糖铁琼脂，36℃±1℃培养 18h。挑取一满环新鲜培养物接种于 0.25ml 3%氯化钠溶液，在通风橱中，滴加 1 滴甲苯，摇匀后置 37℃水浴 5min。加 0.25ml ONPG 溶液，36℃±1℃培养观察 24h。阳性结果呈黄色。阴性结果则 24h 不变色。

14. Voges-Proskauer（V-P）试剂

（1）成分：

1）甲液：

α-萘酚	5.0g
无水乙醇	100.0ml

2）乙液：

氢氧化钾	40.0g
用蒸馏水加至	100ml

（2）实验方法：将 3%氯化钠胰蛋白胨大豆琼脂生长物接种 3%氯化钠 MR-VP 培养基，36℃±1℃培养48h。取 1ml 培养物，转放到一个试管内，加 0.6ml 甲液，摇动。加 0.2ml 乙液，摇动。加入 3mg 肌酸结晶，4h 后观察结果。阳性结果呈现伊红的粉红色。

（陈　丹）

实验十五　乳品中金黄色葡萄球菌的检测

一、目　　的

（1）掌握乳品中金黄色葡萄球菌定性检查方法和平板计数方法。

（2）熟悉乳品中金黄色葡萄球菌 MPN 计数方法。

（3）了解乳品中金黄色葡萄球菌肠毒素的检测。

二、基 本 原 理

金黄色葡萄球菌普遍存在于自然环境及人类的皮肤和鼻咽部，可能造成乳品、肉类、家禽、淀粉制品、蔬菜等各类食品不同程度的污染。污染主要来自人的鼻腔及患有疖肿的人员用手触摸食品所致，或者经过污染的器具污染食品。污染也可来自动物体，但动物源性的葡萄球菌一般不感染人。

当食品中含有足够感染量的金黄色葡萄球菌，可引起急性胃肠炎型食物中毒。如果食品中污染有金黄色葡萄球菌产毒株，当环境温度超过 15℃，即可产生肠毒素，最佳温度是 36℃±1℃，尤其是在富含碳水化合物和蛋白质的食品中，更易产生肠毒素。足够量的肠毒素进入机体，会引起毒素型食物中毒，出现以呕吐为主要症状的急性胃肠炎。此肠毒素耐热，经 100℃加热 30min 不被破坏，污染的食品即使经过加热仍可能引起食物中毒，因此必要时需检测可疑食品中的肠毒素。

金黄色葡萄球菌作为卫生指示菌之一，用于评价各种食品的卫生安全性。引起食物中毒的食品多为乳类食品（包括生乳、消毒乳、酸乳、乳粉、炼乳、奶油、干酪和稀奶油等），熟肉类，米饭和糕点等。

食品中金黄色葡萄球菌的检测，可分为定性检测和定量检测。食品检样经选择增菌培养后，检测其中是否含有金黄色葡萄球菌为定性检测。定量检测法包括 Baird-Parker 平板计数法和 MPN 法，可了解其污染程度。金黄色葡萄球菌为耐盐菌，可采用高浓度 NaCl 培养基选择增菌，在增菌液中呈浑浊生长。由于金黄色葡萄球菌可还原亚碲酸钾并产生卵磷脂酶，在 Baird-Parker 琼脂平板上可形成中等大小黑色菌落，菌落周围出现沉淀晕和透明环。在血平板上呈现中等大小、光滑湿润的黄色或白色菌落及 β 溶血环。光镜下为典型的革兰氏阳性、葡萄状排列的球菌。金黄色葡萄球菌可产生凝固酶，使可溶性的纤维蛋白原转变为不溶性的纤维蛋白。凝固酶可分为两种，一种是在细胞壁表面的结合凝固酶，使纤维蛋白附着于细菌的表面，产生凝固，可用玻片法测定；另一种是释放于培养基中的游离凝固酶，可用试管法测定。玻片法简便，但试管法较为稳定，实际工作中通常采用试管法作为验证实验，即将血浆和细菌培养物混合于试管中，在 37℃水浴共培养，可出现由液态转为凝固态的现象。

结合镜下菌体形态特征、菌落特征及血浆凝固酶实验，即可确定是否检出金黄色葡萄球菌。

关于金黄色葡萄球菌肠毒素的检测，可采用多种免疫学方法，如 ELISA、胶体金、琼脂双向扩散、乳胶凝集等，当前国标中推荐 ELISA 方法。

三、器材和试剂

1. 器材　电子天平、恒温箱、显微镜、均质器、灭菌吸管（1ml 和 10ml）、灭菌试管、灭菌平皿、灭菌广口瓶和三角烧瓶、载玻片、酒精灯、"L"形玻璃棒、接种环等。

2. 试剂与培养基　10%NaCl 胰酪胨大豆肉汤、7.5%NaCl 肉汤、血琼脂平板、Baird-Parker 琼脂平板、脑心浸出液肉汤（BHI）、生理盐水、磷酸盐缓冲液、新鲜兔血浆或人血浆或商品化冻干血浆、革兰氏染液等。试剂与培养基制备见本实验后附。

3. 参考菌株　金黄色葡萄球菌标准菌株 ATCC 25923 或 ATCC 29213 或 ATCC 43300 等、凝固酶阴性葡萄球菌。

4. 检测样品　各种乳品或可疑中毒食品。

四、样品的采集和送检

1. 样品的采集　按以下原则采样，并做好采样记录和标签（品名、来源、数量、地点、时间、采样人）。

（1）散装或大型包装的固体乳品：用灭菌刀、勺取样，应注意从不同的部位采样 200～250g，放入灭菌容器内。

（2）小型整件包装的乳品：应采取整件包装，1 瓶或 1 袋。如果装量低于 200g（ml），应增加采样量。采样时应注意包装的完整性。

（3）液体乳品：振摇混合后取样 200～250ml。

（4）采样件数：成批产品质量检验时，采样件数一般以千分之一的比率抽取，不足千件者抽取 1 件。

（5）其他可疑食物：从样品的各部位取得混合样品 250g，放入灭菌容器内。

2. 样品的送检

（1）尽快送检：一般不应超过 3h。

（2）送检温度：如为冷冻乳品，采样后仍应保持冷冻状态，用冰块保温或置冰箱冰盒内；如为非冷冻食品，应保持 0～5 ℃。

五、实验方法

食品中金黄色葡萄球菌的检测包括定性检测和定量检测，后者可采用平板计数法和 MPN 法。

（一）金黄色葡萄球菌定性检测

1. 检测程序　金黄色葡萄球菌定性检验程序流程图见图 15-1。

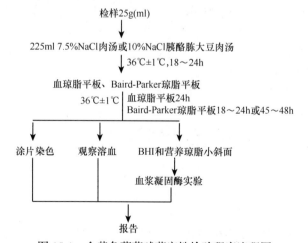

图 15-1　金黄色葡萄球菌定性检验程序流程图

2. 操作步骤

（1）样品处理：

1）罐（瓶）装样品：将罐或瓶表面先用温水洗清，再用点燃的酒精棉球消毒瓶或罐的上表面，然后用灭菌的开罐器打开罐（瓶）盖，无菌取样。

2）袋装样品：可用酒精棉球擦拭消毒袋口后，无菌开封取样。

3）冷冻样品：可先使其在 2～5℃条件下解冻，时间不超过 18h，也可在温度不超过 45℃ 的水浴解冻，时间不超过 15min。

4）无菌打开样品包装，取 25g（或 25ml）检样，徐徐加入装有 225ml 7.5%NaCl 肉汤或 10%NaCl 胰酪胨大豆肉汤的均质袋中，用拍击式均质器连续均质 1～2min，封固袋口或转入无菌培养瓶中培养。液体样品振荡混匀即可。

如不具备拍击式均质器，可将检样放入装有玻璃珠的三角烧瓶内，然后徐徐加入 225ml 增菌培养基（先加少许，使乳粉调成糊状，再全部加入，以免奶粉结块儿）。固体样品也可采用研磨法。

同时以 7.5%NaCl 肉汤或 10%NaCl 胰酪胨大豆肉汤代替样液作为阴性对照。

（2）增菌培养：将上述 1∶10 样品匀液置 36℃±1℃恒温箱，培养 18～24h。金黄色葡萄球菌在肉汤中呈浑浊生长，在胰酪胨大豆肉汤内有时液体澄清，菌量多时呈浑浊生长。但因有检样的存在，加样后培养基往往呈浑浊状态。

（3）分离培养：取增菌培养物，划线转种血琼脂平板和 Baird-Parker 琼脂平板，置 36℃± 1℃恒温箱，血琼脂平板培养 24h，Baird-Parker 琼脂平板培养 45～48h，挑取金黄色葡萄球菌可疑菌落进行鉴定。

血琼脂平板上菌落特征：呈金黄色，有时为白色，中等大小，凸起，圆形，不透明，表面光滑，周围有透明溶血环。

Baird-Parker 琼脂平板上菌落特征：菌落稍小，圆形，光滑凸起，湿润，颜色呈灰色到黑色，边缘为淡色，周围有一浑浊带，在其外层有一透明圈。用接种针接触菌落似有奶油树胶的硬度，偶然会遇到非脂肪溶解的类似菌落，但无浑浊带及透明圈。长期保存的冻干或干燥食品中所分离的菌落比典型菌落所产生的黑色要淡些，外观可能粗糙并干燥。

（4）鉴定：

1）形态染色：取可疑菌落制片、染色。本菌为革兰氏阳性球菌，葡萄球状排列，无芽孢，无荚膜。

2）血浆凝固酶实验：可采用玻片法和试管法。

A. 玻片法：取一干净载玻片，用标记笔分成两格，分别滴加血浆及生理盐水各一滴，挑取少许待检菌菌落，分别与生理盐水和血浆混合，立即观察结果。如果血浆中有明显颗粒出现，而生理盐水中无自凝现象即为阳性。

B. 试管法：吸取 1∶4 新鲜血浆 0.5ml，放入小试管中，再加入已培养 24h 的待检菌脑心浸出液肉汤（BHI）培养物 0.2～0.3ml，振荡摇匀，放 36℃±1℃温箱或水浴中，每 30min 观察一次，观察 6h，如呈现凝固（即将试管倾斜或倒置时，呈现凝固者），可判为阳性结果。同时用已知凝固酶阳性和阴性的葡萄球菌培养物及肉汤培养基作为对照。

一般玻片法和试管法结果的符合率达 90%，以试管法更稳定，因此实际工作中通常采用试管法。

3. 金黄色葡萄球菌肠毒素的检测　具体方法见本实验后附。

4. 结果报告与分析　本方法为定性检测，如果未检出金黄色葡萄球菌，报告该样品检测结果为 0/25g（ml），如果检出金黄色葡萄球菌，说明样品中存在金黄色葡萄球菌的污染，但不能提示污染程度。

（二）金黄色葡萄球菌 Baird-Parker 平板计数法

1. 检验程序　金黄色葡萄球菌平板计数法检验程序流程图见图 15-2。

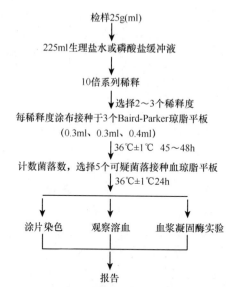

图 15-2　金黄色葡萄球菌平板计数法检验程序流程图

2. 操作步骤

（1）样品处理：以磷酸盐缓冲液或生理盐水代替增菌培养基，按定性检测法中样品处理方案进行，可得 1：10 样品匀液。

（2）样品稀释：对 1：10 样品匀液进行 10 倍递增稀释。

用 1ml 灭菌吸管吸取 1：10 样品匀液 1ml，沿管壁徐徐注入含有 9ml 灭菌稀释液的试管内（注意吸管尖端不要触及管内稀释液），摇匀，制成 1：100 样品匀液。另取 1ml 吸管，按上述操作顺序，依次做 10 倍稀释，每递增稀释一次，换一支吸管。

（3）接种与培养：根据样品污染情况，选择 2～3 个适宜稀释度的样品匀液（液体样品可包括原液）加样。在进行 10 倍稀释时，每个稀释度各吸取 1ml 样品匀液，分 0.3ml、0.3ml、0.4ml 分别加入 3 块 Baird-Parker 琼脂平板，然后用灭菌 "L" 形涂布棒涂布整个平板，注意不要触及平板边缘。静置 10min 后，如果平板表面水分过多，可将平板放在 36℃±1℃培养箱 0.5～1h，等水分蒸发后翻转平皿继续培养 45～48h。

如果接种前 Baird-Parker 琼脂平板表面有水珠，可置 36℃±1℃培养箱中干燥，直到平板表面水珠消失。

（4）菌落计数与确认：观察金黄色葡萄球菌可疑菌落，计数同一稀释度对应的 3 个平板上的菌落数，以菌落数合计在 20～200CFU 之间较为适宜。按本书实验十二中 "典型菌落计数" 的原则选择合适的稀释度计数菌落数，并从中任选 5 个菌落（若低于 5 个全选），分别接种血琼脂平板，36℃±1℃培养 24h 后进行染色镜检和血浆凝固酶实验。

3. 测定结果记录　将测定结果记录入表 15-1。

表 15-1　不同稀释度 Baird-Parker 平板菌落计数法测定结果记录表

指标	第一稀释度	第二稀释度	第三稀释度
稀释倍数			
菌落数			

续表

指标		第一稀释度					第二稀释度					第三稀释度				
典型菌落数																
菌落确认	菌落编号	1	2	3	4	5	1	2	3	4	5	1	2	3	4	5
	镜下特征															
	血浆凝固酶															
阳性菌落数比例																

4. 结果计算

（1）以某一稀释度计数典型菌落数时按公式（15-1）计算每克或每毫升样品中金黄色葡萄球菌的数量。

$$X = ABd \qquad (15\text{-}1)$$

式中：X 为每克或每毫升样品中金黄色葡萄球菌菌落数；A 为某稀释度典型菌落总数；B 为确认阳性菌落数在被检菌落数中所占比例；d 为稀释倍数（10、100、1000……）。

（2）以连续两个稀释度计数典型菌落数时按公式（15-2）计算每克或每毫升样品中金黄色葡萄球菌的数量。

$$X = (A_1B_1 + A_2B_2)\,d\,/1.1 \qquad (15\text{-}2)$$

式中：X 为每克或每毫升样品中金黄色葡萄球菌菌落数；A_1、A_2 为两稀释度各典型菌落总数；B_1、B_2 为两稀释度的确认阳性菌落数在各被检菌落数中所占比例；1.1 为计算系数；d 为第一稀释度（低稀释倍数）的稀释倍数（10、100、1000……）。

5. 结果报告与分析 根据 Baird-Parker 琼脂平板上的典型菌落数及确证结果，按上述公式计算并报告每克或每毫升样品中金黄色葡萄球菌数，以 CFU/g（ml）表示。当 X 值为 0 时，则以 1 与最低稀释度倍数的乘积报告。

如检样为质量评价样品，则按相应国家标准（表 15-2）评价其是否合格；如为食物中毒可疑食品，一般金黄色葡萄球菌数超过 10^5CFU/g（ml）易导致中毒，但当阳性菌数较低而检出了金黄色葡萄球菌肠毒素，则也可导致毒素型食物中毒。

表 15-2　乳品中金黄色葡萄球菌的限量标准

样品类别	采样方案及限量[若非指定，均以 CFU/g（ml）表示]			
	n	c	m	M
巴氏杀菌乳	5	0	0/25ml	–
乳粉	5	2	10	100
调制乳	5	0	0/25ml	–
发酵乳	5	0	0/25g（ml）	–
炼乳	5	0	0/25g（ml）	–
乳清粉和乳清蛋白粉	5	2	10	100
稀奶油、奶油和无水奶油	5	1	10	100
干酪	5	2	100	1000
再制干酪	5	2	100	1000
婴儿配方食品	5	2	10	100

注：n 为同一批次产品应采集的样品件数；c 为最大可允许超出 m 值的样品数；m 为金黄色葡萄球菌可接受水平的限量值；M 为金黄色葡萄球菌的最高安全限量值。

6. 注意事项

（1）Baird-Parker 琼脂平板使用前在冰箱储存不得超过 48h。

（2）Baird-Parker 琼脂为选择型培养基，待测菌生长较慢，培养 18～24h 菌落较小，不典型，通常培养 45～48h 后菌落较为典型。

（3）分离株在血平板上的 β 溶血环、菌落颜色及光滑度，往往不如标准菌株典型，要注意辨别。

（4）鉴定时应选择多个可疑菌落，以免漏检。

（5）如果检样是油性食品，处理时可加入适量灭菌液体石蜡，研磨后再加入适量灭菌吐温 80，充分研磨乳化，再补足剩余量稀释液，充分混匀、乳化，制成 1∶10 匀液。

（6）观察试管法血浆凝固酶实验结果时，注意凝固程度可不同，只要见流动液态出现胶冻样变化即可判为阳性。

（7）为使血浆凝固酶实验结果准确，应同时用已知凝固酶阳性和阴性葡萄球菌培养物及肉汤培养基设阳性和阴性对照。

（8）如果缺少 Baird-Parker 琼脂，分离金黄色葡萄球菌还可采用高盐甘露醇琼脂，可增加耐热核酸酶实验鉴定。

（三）金黄色葡萄球菌 MPN 法

1. 检验程序　见图 15-3。

2. 操作步骤

（1）样品的处理和稀释：同平板计数法。

（2）接种与培养

1）接种增菌培养基：根据对样品污染程度的估计，选择连续的 3 个适宜稀释度的样品匀液（液体样品可包括原液），在进行 10 倍递增稀释的同时，每个稀释度分别吸取 1ml 样品匀液，并分别加入 3 管 10%NaCl 胰酪胨大豆肉汤，共 9 管。将上述 9 管接种物置 36℃±1℃恒温箱，培养 45～48h。

2）分离：用接种环取各增菌培养管中的培养物，分别转种 Baird-Parker 琼脂平板，36℃±1℃培养 45～48h，观察金黄色葡萄球菌可疑菌落。

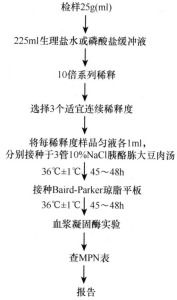

图 15-3　金黄色葡萄球菌 MPN 法检验程序流程图

（3）菌落确认：从典型菌落中至少挑取 1 个菌落接种到 BHI 和营养琼脂小斜面，置 36℃ ±1℃培养 18～24h，进行试管法血浆凝固酶实验。

3. 测定结果记录　在表 15-3 中记录测定结果。

表 15-3　金黄色葡萄球菌 MPN 法测定结果记录表

指标	第一稀释度			第二稀释度			第三稀释度		
稀释倍数									
增菌管号	1	2	3	1	2	3	1	2	3
增菌管浑浊度									
Baird-Parker 琼脂平板典型菌落									
血浆凝固酶									
金黄色葡萄球菌阳性管数									

4. 结果报告与分析　根据各稀释度对应的菌落确认血浆凝固酶阳性管数，查 MPN 表（表 15-4），报告每克或每毫升样品中金黄色葡萄球菌的最可能数，以 MPN/g（ml）表示。

目前我国各种食品的卫生安全标准中，均以平板计数法表示金黄色葡萄球菌限量，MPN 法仅作为备选方法。

5. 注意事项

（1）金黄色葡萄球菌在 10%NaCl 胰酪胨大豆肉汤中可呈现浑浊生长，但样品匀液加入增菌培养基后可能会使培养基变浑浊，应注意记录、辨别。

（2）为了更容易观察 10%NaCl 胰酪胨大豆肉汤中是否有金黄色葡萄球菌生长，培养 24h 后当浑浊不明显时应延长培养时间至 45～48h。

六、思　考　题

（1）食品中金黄色葡萄球菌的检测方法有哪几种？检验程序如何？若要了解食品中金黄色葡萄球菌的污染程度，应首选哪种方法？为什么？

（2）经检测食品中金黄色葡萄球菌的污染量为 95CFU/g，是否可判断该食品与金黄色葡萄球菌食物中毒无关？

（3）检测食品中金黄色葡萄球菌的选择培养基有哪些？在这些培养基中金黄色葡萄球菌的主要特征如何？

附

（一）金黄色葡萄球菌最可能数（MPN）检索表（表 15-4）

表 15-4　金黄色葡萄球菌最可能数（MPN）检索表

阳性管数			MPN	95%可信区间		阳性管数			MPN	95%可信区间	
0.10	0.01	0.001		下限	上限	0.10	0.01	0.001		下限	上限
0	0	0	<3.0	–	9.5	2	2	0	21	4.5	42
0	0	1	3.0	0.15	9.6	2	2	1	28	8.7	94
0	1	0	3.0	0.15	11	2	2	2	35	8.7	94

续表

阳性管数			MPN	95%可信区间		阳性管数			MPN	95%可信区间	
0.10	0.01	0.001		下限	上限	0.10	0.01	0.001		下限	上限
0	1	1	6.1	1.2	18	2	3	0	29	8.7	94
0	2	0	6.2	1.2	18	2	3	1	36	8.7	94
0	3	0	9.4	3.6	38	3	0	0	23	4.6	94
1	0	0	3.6	0.17	18	3	0	1	38	8.7	110
1	0	1	7.2	1.3	18	3	0	2	64	17	180
1	0	2	11	3.6	38	3	1	0	43	9	180
1	1	0	7.4	1.3	20	3	1	1	75	17	200
1	1	1	11	3.6	38	3	1	2	120	37	420
1	2	0	11	3.6	42	3	1	3	160	40	420
1	2	1	15	4.5	42	3	2	0	93	18	420
1	3	0	16	4.5	42	3	2	1	150	37	420
2	0	0	9.2	1.4	38	3	2	2	210	40	430
2	0	1	14	3.6	42	3	2	3	290	90	1000
2	0	2	20	4.5	42	3	3	0	240	40	1000
2	1	0	15	3.7	42	3	3	1	460	90	2000
2	1	1	20	4.5	42	3	3	2	1100	180	4100
2	1	2	27	8.7	94	3	3	3	>1100	420	--

注：1. 本表采用 3 个稀释度[0.1ml（g）和 0.01ml（g）和 0.001ml（g）]，每稀释度 3 管。

2. 表内所列检样量如改用 1ml（g）、0.1ml（g）和 0.01ml（g）时，表内数字应相应降低 10 倍；如改用 0.01ml（g）、0.001ml（g）和 0.0001ml（g）时，则表内数字应相应增加 10 倍。其余可类推。

（二）金黄色葡萄球菌肠毒素的检测

1. 基本原理

金黄色葡萄球菌肠毒素有多种血清型，目前主要以 A、B、C、D、E 型多见，可采用多种免疫学方法检测。本实验采用酶联免疫吸附测定（ELISA），该法快速灵敏，监测效率高，可同时检测各型肠毒素。在 96 孔酶标板的微孔中包被了 A、B、C、D、E 型葡萄球菌肠毒素抗体，以及阳性质控孔（包被混合型葡萄球菌肠毒素抗体）和阴性质控孔（包被非免疫动物的抗体）。样品中游离的葡萄球菌肠毒素可与微孔中的特异性抗体结合，形成抗原抗体免疫复合物，未结合成分被洗掉。抗原抗体复合物与加入的过氧化物酶标记的二抗结合，未结合酶标二抗被洗掉。加入酶底物和显色剂，酶催化底物分解并使显色剂变蓝色，加入终止液终止酶反应，并使颜色由蓝变黄。在 450nm 波长下测定微孔液的吸光度值。吸光度值的大小与样品中葡萄球菌肠毒素的含量成正比。

2. 器材和试剂

（1）设备与材料：电子天平、恒温水浴箱、恒温培养箱、均质器、离心机、离心管、滤器、微量加样器、酶标仪、自动洗板机。

（2）试剂与培养基：生理盐水、pH 7.4 磷酸盐缓冲液、A～E 型葡萄球菌肠毒素 ELISA 分型检测试剂盒、庚烷、0.25mol/L pH 8.0 Tris 缓冲液、肠毒素产毒培养基、营养琼脂、氯化消毒液。试剂与培养基的制备见实验十五后附。

3. 操作步骤

（1）肠毒素的提取

1）从分离菌株中提取金黄色葡萄球菌肠毒素：将待测菌株接种营养琼脂斜面，37℃培养 24h，用 5ml 生理盐水洗下菌苔，加入 60ml 产毒培养基中，37℃振荡培养 48h，振速为 100 次/分。将培养菌液移入离心管，于 8000r/min 离心 20min。移出上清液，弃沉淀，100℃水浴加热 10min，冷却后于 8000r/min 离心 20min，上清液即为检测样液。

2）从食品中提取金黄色葡萄球菌肠毒素

乳和乳粉：将乳于 15℃、3500r/min 离心 10min，移走表面形成的脂肪层成为脱脂乳，用蒸馏水按 1∶20 稀释，即为检测样液。称取 25g 乳粉溶于 125ml Tris 缓冲液中，混匀后步骤同上述乳的操作。

脂肪含量未超过 40%的食品：称取 10g 样品剪碎，加入 15ml pH 7.4 磷酸盐缓冲液，均质 20s，于 15℃、3500r/min 离心 10min，必要时移走上面脂肪层。取上清液过滤除菌，滤出液即为检测样液。

脂肪含量超过 40%的食品：称取 10g 样品剪碎，加入 15ml pH 7.4 磷酸盐缓冲液，均质 20s，于 15℃、3500r/min 离心 10min，吸取 5ml 上层悬浮液，与 5ml 庚烷充分混匀 5min。于 15℃、3500r/min 离心 5min，将上部庚烷层全部弃去，不得有残留。将下部水层过滤除菌，滤出液即为检测样液。

（2）肠毒素检测：A～E 型葡萄球菌肠毒素 ELISA 分型检测试剂盒的试剂使用前均应回升至室温，所有操作应在 20～25℃进行。

1）加样：每个样品需要一条微孔条，A～E 为分型抗体，F、G 孔为阴性质控孔，H 孔为阳性质控孔。将制备的检样液加入微孔条 A～G 孔，每孔 100μl，H 孔加 100μl 阳性对照，用胶纸封住微孔以防液体挥发，在室温下孵育 1h。

2）洗微孔：倾出微孔中液体，并在吸水纸上拍打 3 次，确保孔内无残留液体，每孔注入 250μl 洗液，再倾出微孔中液体，并在吸水纸上拍干，重复洗板 4 次。此步骤也可由自动洗板机完成。

3）加酶标抗体：每孔加入 100μl 酶标抗体，轻拍微孔板，使其充分混匀，在室温下孵育 1h。

4）洗微孔：按上述操作进行。

5）加酶底物显色：每孔加入 50μl TMB 酶底物和 50μl 发色剂，轻拍混匀，室温避光孵育 30min，加入 2mol/L 硫酸终止液，轻拍混匀，30min 内用酶标仪在 450nm 波长测量微孔液体的吸光度（A 值）。

4. 结果判断与分析

（1）质量控制：阳性孔和阴性孔的 A 值应分别为＞0.5 和＜0.3，否则检测结果无效。

（2）临界值的确定：两个阴性孔 A 值的平均值加上 0.15 即为测定临界值。

（3）结果判断与报告

1）A 值小于临界值的样品孔判为阴性，报告为样品中未检出某型金黄色葡萄球菌肠毒素；A 值大于或等于临界值的样品孔判为阳性，报告为样品中检出某型金黄色葡萄球菌肠毒素。

2）从可疑食品中检出金黄色葡萄球菌肠毒素，结合流行病学和临床特征有助于食物中毒的诊断。

5. 注意事项

（1）操作中注意生物安全，不排除样品中存在其他传染性物质，所有的废液及废弃物均应消毒处理。

（2）洗板要彻底，以免出现假阳性结果。

（三）试剂与培养基的制备

1. 10%氯化钠胰酪胨大豆肉汤

（1）成分：

胰酪胨（或胰蛋白胨）	17.0g
植物蛋白胨（或大豆蛋白胨）	3.0g
氯化钠	100.0g
磷酸氢二钾	2.5g
丙酮酸钠	10.0g
葡萄糖	2.5g
蒸馏水	1000ml
pH 7.2±0.2	

（2）制法：将上述成分混合，加热并轻轻搅拌使之溶解，校正 pH，分装，121℃高压蒸汽灭菌 15min。

2. 7.5%氯化钠肉汤

（1）成分：

蛋白胨	10.0g
牛肉膏	5.0g

| 氯化钠 | 75.0g |
| 蒸馏水 | 1000ml |

pH 7.4

（2）制法：将上述成分加热溶解，校正 pH，分装试管，121℃高压蒸汽菌 15min。

3. Baird-Parker 琼脂平板

（1）成分：

胰蛋白胨	10.0g
牛肉膏	5.0g
酵母膏	1.0g
丙酮酸钠	10.0g
甘氨酸	12.0g
氯化锂（LiCl·6H$_2$O）	5.0g
琼脂	20.0g
蒸馏水	950ml

pH 7.0±0.2

（2）增菌剂的配法：4 份 30% 卵黄盐水与 1 份除菌过滤的 1% 亚碲酸钾溶液混合，保存于 4℃冰箱内备用。

（3）制法：将（1）中各成分加到蒸馏水中，加热煮沸至完全溶解。冷至 25℃，校正 pH。分装每瓶 95ml，121℃高压蒸汽灭菌 15min。临用时加热熔化琼脂，冷至 50℃，按每 95ml 加入预热至 50℃的卵黄亚碲酸钾增菌剂 5ml，摇匀后倾注平板。培养基应是致密不透明的。使用前在冰箱储存不得超过 48h。

4. 脑心浸出液肉汤（BHI）

（1）成分：

胰蛋白胨	10.0g
氯化钠	5.0g
磷酸氢二钠（12H$_2$O）	2.5g
葡萄糖	2.0g
牛心脑浸出液	500ml

pH7.4±0.2

（2）制法：各成分加热溶解，调节 pH，分装，每管 5ml，121℃高压蒸汽灭菌 15min。

5. 营养琼脂

（1）成分：

蛋白胨	10.0g
牛肉膏	3.0g
氯化钠	5.0g
琼脂	20.0g
蒸馏水	1000ml

pH7.2～7.4

（2）制法：将除琼脂以外的各成分溶解于蒸馏水中，加入 15%氢氧化钠约 2ml，调节 pH 至 7.2～7.4。加入琼脂，加热煮沸，使琼脂熔化。分装烧瓶或小试管，121℃高压蒸汽灭菌 15min。冷却凝固前倾斜小试管，制成斜面。也可将灭菌培养基无菌分装后制成斜面。

6. 血液琼脂培养基

（1）成分：

| 豆粉琼脂（pH 7.4～7.6） | 100ml |
| 脱纤维羊血 | 5～10ml |

（2）制法：加热熔化琼脂，冷却至 50～55℃时，以无菌操作加入脱纤维羊血液，摇匀（避免产生气泡），随即倾注平板，凝固冷却后倒置保存于 4℃冰箱内备用。

7. 兔血浆

（1）制备 3.8%枸橼酸钠：将 3.8g 枸橼酸钠溶于 100ml 蒸馏水，过滤，分装，121℃高压蒸汽灭菌 15min。

（2）制备兔血浆：取 3.8% 枸橼酸钠 1 份加兔全血 4 份，混匀，静置或 3000r/min 离心 30min，上清液即为血浆。

8. 磷酸盐缓冲溶液

（1）成分：

磷酸二氢钾	34.0g
蒸馏水	500ml
pH 7.2	

（2）制法：

1）储存液：称取 34.0g 磷酸二氢钾溶于 500ml 蒸馏水中，用大约 175ml 1mol/L 氢氧化钠溶液调节 pH 至 7.2，补足蒸馏水至 1000ml，储存于冰箱备用。

2）使用液：取储存液 1.25ml，用蒸馏水稀释至 1000ml，分装，121℃高压蒸汽灭菌 15min。

9. 无菌生理盐水

（1）成分：

氯化钠	8.5g
蒸馏水	1000ml

（2）制法：称取 8.5g 氯化钠溶于 1000ml 蒸馏水中，分装，121℃高压蒸汽灭菌 15min。

10. 肠毒素产毒培养基

（1）成分：

蛋白胨	20.0g
胰消化酪蛋白	200mg（氨基酸）
氯化钠	5.0g
磷酸氢二钾	10.0g
磷酸二氢钾	1.0g
氯化钙	0.1g
硫酸镁	0.2g
菸酸	0.01g
蒸馏水	1000ml
pH 7.2～7.4	

（2）制法：将各成分溶于蒸馏水中，调节为 pH 7.2～7.4，121℃高压蒸汽灭菌 15min。

11. Tris 缓冲液（0.25mol/L pH 8.0） 将 121.1g 的 Tris 溶于 800ml 去离子水中，待温度冷却至室温后，加 42ml 浓盐酸，调 pH 至 8.0。

12. pH 7.4 磷酸盐缓冲液 用于 ELISA 法检测金黄色葡萄球菌肠毒素。

（1）成分：

磷酸二氢钠（NaH$_2$PO$_4$·H$_2$O）	0.55g
（或 NaH$_2$PO$_4$·2H$_2$O	0.62g）
磷酸氢二钠（Na$_2$HPO$_4$·2H$_2$O）	2.85g
（或 Na$_2$HPO$_4$·12H$_2$O	5.73g）
氯化钠	8.7g
蒸馏水	1000ml

（2）制法：将各成分溶于蒸馏水中，充分混匀即可。

（宋艳艳）

实验十六　蜡样芽孢杆菌的检验

一、目　的

（1）掌握蜡样芽孢杆菌检验的主要特点和检验方法。

（2）了解蜡样芽孢杆菌菌落特点和掌握检验结果的判断方法。

二、基本原理

1. 形态染色特性　本菌为革兰氏阳性杆菌，大小为（1～1.2）μm×（3～5）μm，菌体两端较平整，短链或长链状排列。无荚膜，芽孢呈椭圆形，位于菌体中央或稍偏于一端。有鞭毛，可运动。

2. 培养特性　需氧菌，生长温度10～45℃，最适温度为28～37℃。适宜pH范围为4.9～9.3。对营养要求不高，在普通琼脂培养基上菌落为灰白色、不透明、边缘不整齐、表面粗糙，类似蜡滴状。在血液琼脂上，可形成浅灰色、不透明、扁平、边缘不整齐的毛玻璃样菌落，有β溶血环。在甘露醇卵黄多黏菌素（MYP）琼脂上，本菌菌落为乳白色或淡粉色，扁平，表面粗糙，菌落背景呈紫红色，菌落周围环绕白色轮晕。在普通肉汤中生长迅速，可形成菌膜或菌环，振摇易乳化。

3. 生化特性　分解葡萄糖、麦芽糖、蔗糖、水杨苷和海藻糖，不分解乳糖、甘露醇、鼠李糖、木糖、阿拉伯糖、肌醇、山梨醇和侧金盏花醇；靛基质阳性；MR实验阴性，VP实验阳性；不分解尿素；KCN实验阳性；卵磷脂酶阳性；能利用枸橼酸盐；能还原硝酸盐；过氧化氢酶阳性；可液化明胶。

三、器材和试剂

微生物培养常用的设备。甘露醇-卵黄-多黏菌素琼脂平板、营养琼脂培养基、L-酪氨酸营养琼脂培养基、胰酪胨大豆羊血琼脂（TSSB）、动力-硝酸盐生化鉴定管、木糖-明胶生化鉴定管、硝酸盐试剂（1%对氨基苯磺酸溶液，0.2% α-萘胺溶液）、3%的过氧化氢、革兰氏染色液等。

四、操作步骤

1. 样品处理　冷冻样品应在45℃以下不超过15min或在2～5℃不超过18h解冻,若不能及时检验,应放于–20～–10℃保存;非冷冻而易腐的样品应尽可能及时检验,若不能及时检验,应置于2～5℃冰箱保存,24h内检验。

2. 样品制备　称取样品25g,放入盛有225ml PBS或生理盐水的无菌均质杯内,用旋转刀片式均质器以8000～10000r/min均质1～2min,或放入盛有225ml磷酸盐缓冲液或生理盐水的无菌均质袋中,用拍击式均质器拍打1～2min。若样品为液态,吸取25ml样品到盛有225ml磷酸盐缓冲液或生理盐水的无菌锥形瓶（瓶内可预置适当数量的无菌玻璃珠）中,振荡混匀,作为1∶10的样品匀液。

3. 样品的稀释　吸取上述1∶10的样品匀液1ml加到装有9ml磷酸盐缓冲液或生理盐水的稀释管中,充分混匀制成1∶100的样品匀液。根据对样品污染状况的估计,按上述操作,依次制成十倍递增系列稀释样品匀液。每递增稀释1次,换用1支1ml无菌吸管或吸头。

4. 样品接种 根据对样品污染状况的估计，选择 2～3 个适宜稀释度的样品匀液（液体样品可包括原液），以 0.3ml、0.3ml、0.4ml 接种量分别移入 3 块 MYP 琼脂平板，然后用无菌 L 棒涂布整个平板，注意不要触及平板边缘。使用前，如 MYP 琼脂平板表面有水珠，可放在 25～50℃的培养箱里干燥，直到平板表面的水珠消失。

5. 分离、培养 在通常情况下，涂布后，将平板静置 10min。如样液不易吸收，可将平板放在培养箱 30℃±1℃培养 1h，等样品匀液吸收后翻转平皿，倒置于培养箱，30℃±1℃培养（24±2）h。如果菌落不典型，可继续培养（24±2）h 再观察。在 MYP 琼脂平板上，典型菌落为微粉红色（表示不发酵甘露醇），周围有白色至淡粉红色沉淀环（表示产卵磷脂酶）。

纯培养：从每个平板中挑取至少 5 个典型菌落（小于 5 个全选），分别划线接种于营养琼脂平板做纯培养，30℃±1℃培养（24±2）h，进行确证实验。在营养琼脂平板上，典型菌落为灰白色，偶有黄绿色，不透明，表面粗糙似毛玻璃状或融蜡状，边缘常呈扩展状，直径为 4～10mm。

五、测定结果记录

1. 染色镜检 挑取纯培养的单个菌落，革兰氏染色镜检。蜡样芽孢杆菌为革兰氏阳性芽孢杆菌，大小为（1～1.3）μm×（3～5）μm，芽孢呈椭圆形位于菌体中央或偏端，不膨大于菌体，菌体两端较平整，多呈短链或长链状排列。

2. 生化鉴定 挑取纯培养的单个菌落，进行过氧化氢酶实验、动力实验、硝酸盐还原实验、酪蛋白分解实验、溶菌酶耐性实验、VP 实验、葡萄糖利用（厌氧）实验、根状生长实验、溶血实验、蛋白质毒素结晶实验，见表 16-1。

表 16-1 蜡样芽孢杆菌生化特征与其他芽孢杆菌的区别

项目	蜡样芽孢杆菌	苏云金芽孢杆菌	蕈状芽孢杆菌	炭疽芽孢杆菌	巨大芽孢杆菌
革兰氏染色	+	+	+	+	+
过氧化氢酶	+	+	+	+	+
动力	+/-	+/-			+/-
硝酸盐还原	+	+/-	+	+	-/+
酪蛋白分解	+	+	+/-	-/+	+/-
溶菌酶耐性	+	+	+		-
卵黄反应	+	+	+	+	-
葡萄糖利用（厌氧）	+	+	+	+	-
VP 实验	+	+	+		-
溶血（羊红细胞）	+	+	+	-/+	-
甘露醇产酸	-	-	-	-	+

注：+表示 90%～100%的菌株阳性；-表示 90%～100%的菌株阴性；+/-表示大多数的菌株阳性；-/+表示大多数的菌株阴性。

3. 生化分型（选做项目）　根据对枸橼酸盐利用、硝酸盐还原、淀粉水解、VP 实验反应、明胶液化实验，将蜡样芽孢杆菌分成不同生化型别。

六、结果分析与报告

1. 结果分析

（1）典型菌落计数：选择有典型蜡样芽孢杆菌菌落的平板，且同一稀释度 3 个平板所有菌落数合计在 20～200CFU 之间的平板，计数典型菌落数。如果出现 1）～6）现象按公式（16-1）计算，如果出现 7）现象则按公式（16-2）计算。

1）只有一个稀释度的平板菌落数在 20～200CFU 之间且有典型菌落，计数该稀释度平板上的典型菌落。

2）2 个连续稀释度的平板菌落数均在 20～200CFU 之间，但只有一个稀释度的平板有典型菌落，应计数该稀释度平板上的典型菌落。

3）所有稀释度的平板菌落数均小于 20CFU 且有典型菌落，应计数最低稀释度平板上的典型菌落。

4）某一稀释度的平板菌落数大于 200CFU 且有典型菌落，但下一稀释度平板上没有典型菌落，应计数典型菌落数大于 200CFU 的。

5）所有稀释度的平板菌落数均大于 200CFU 且有典型菌落，应计数最高稀释度平板上的典型菌落。

6）所有稀释度的平板菌落数均不在 20～200CFU 之间且有典型菌落，其中一部分小于 20CFU 或大于 200CFU 时，应计数最接近 20CFU 或 200CFU 的稀释度平板上的典型菌落。

7）2 个连续稀释度的平板菌落数均在 20～200CFU 之间且均有典型菌落，分别计数 2 个稀释度平板上的典型菌落。

（2）典型菌落确认：从每个平板中至少挑取 5 个典型菌落（小于 5 个全选），划线接种于营养琼脂平板做纯培养，30℃±1℃培养（24±2）h。

（3）计算公式：

$$T = AB/Cd \tag{16-1}$$

式中：T 为样品中蜡样芽孢杆菌菌落数；A 为某一稀释度蜡样芽孢杆菌典型菌落的总数；B 为鉴定结果为蜡样芽孢杆菌的菌落数；C 为用于蜡样芽孢杆菌鉴定的菌落数；d 为稀释因子。

$$T = (A_1B_1/C_1 + A_2B_2/C_2)/1.1d \tag{16-2}$$

式中：T 为样品中蜡样芽孢杆菌菌落数；A_1 为第一稀释度（低稀释倍数）蜡样芽孢杆菌典型菌落的总数；A_2 为第二稀释度（高稀释倍数）蜡样芽孢杆菌典型菌落的总数；B_1 为第一稀释度（低稀释倍数）鉴定结果为蜡样芽孢杆菌的菌落数；B_2 为第二稀释度（高稀释倍数）鉴定结果为蜡样芽孢杆菌的菌落数；C_1 为第一稀释度（低稀释倍数）用于蜡样芽孢杆菌鉴定的菌落数；C_2 为第二稀释度（高稀释倍数）用于蜡样芽孢杆菌鉴定的菌落数；1.1 为计算系数（如果第二稀释度蜡样芽孢杆菌鉴定结果为 0，计算系数采用 1）；d 为稀释因子（第一稀释度）。

2. 结果报告　根据 MYP 平板上蜡样芽孢杆菌的典型菌落数，按公式（16-1）、公式（16-2）计算，报告每克（ml）样品中蜡样芽孢杆菌菌数，以 CFU/g（ml）表示；如 T 值为 0，则以小于 1 乘以最低稀释倍数报告。必要时报告蜡样芽孢杆菌生化分型结果。

七、注 意 事 项

本方法适用于蜡样芽孢杆菌数量较多的样品进行检测。

八、思 考 题

（1）蜡样芽孢杆菌生化特征是什么？
（2）蜡样芽孢杆菌培养菌落特征是什么？

附

1. 磷酸盐缓冲液（PBS）
（1）成分：

磷酸二氢钾	34.0g
蒸馏水	500ml

（2）制法：储存液：称取 34.0g 的磷酸二氢钾溶于 500ml 蒸馏水中，用大约 175ml 的 1mol/L 氢氧化钠溶液，调节 pH 至 7.2，用蒸馏水稀释至 1000ml 后储存于冰箱。稀释液：取储存液 1.25ml，用蒸馏水稀释至 1000ml，分装于适宜容器中，121℃高压蒸汽灭菌 15min。

2. 甘露醇卵黄多黏菌素（MYP）琼脂
（1）成分：

蛋白胨	10.0g
牛肉粉	1.0g
D-甘露醇	10.0g
氯化钠	10.0g
琼脂粉	12.0～15.0g
0.2%酚红溶液	13.0ml
50%卵黄液	50.0ml
多黏菌素 B	100 000U
蒸馏水	950ml

（2）制法：将前 5 种成分加入 950ml 蒸馏水中，加热溶解，校正 pH 至 7.3±0.1，加入酚红溶液。分装，每瓶 95ml，121℃高压蒸汽灭菌 15min。临用时加热熔化琼脂，冷却至 50℃，每瓶加入 50%卵黄液 5ml 和浓度为 100 000U 的多黏菌素 B 溶液 1ml，混匀后倾注平板。

50%卵黄液：取鲜鸡蛋，用硬刷将蛋壳彻底洗净，沥干，于 70%乙醇溶液中浸泡 30min。用无菌操作取出卵黄，加入等量灭菌生理盐水，混匀后备用。

多黏菌素 B 溶液：在 50ml 灭菌蒸馏水中溶解 500 000U 的无菌硫酸盐多黏菌素 B。

3. 胰酪胨大豆多黏菌素肉汤
（1）成分：

胰酪胨（或酪蛋白胨）	17.0g
植物蛋白胨（或大豆蛋白胨）	3.0g
氯化钠	5.0g
无水磷酸氢二钾	2.5g
葡萄糖	2.5g
多黏菌素 B	100U/ml
蒸馏水	1000ml

（2）制法：将前 5 种成分加入蒸馏水中，加热溶解，校正 pH 至 7.3±0.2，121℃高压蒸汽灭菌 15min。临用时加入多黏菌素 B 溶液混匀即可。多黏菌素 B 溶液制法同上。

4. 营养琼脂
（1）成分：

蛋白胨	10.0g
牛肉膏	5.0g

氯化钠	5.0g
琼脂粉	12.0~15.0g
蒸馏水	1000ml

（2）制法：将上述成分溶解于蒸馏水内，校正 pH 至 7.2±0.2，加热使琼脂熔化。121℃高压蒸汽灭菌 15min，备用。

5. 过氧化氢溶液 3%过氧化氢溶液：临用时配制，用 H_2O_2 配制。

实验方法：用细玻璃棒或一次性接种针挑取单个菌落，置于洁净试管内，滴加 3%过氧化氢溶液 2ml，观察结果。结果于 30s 内发生气泡者为阳性，不发生气泡者为阴性。

（王德全）

实验十七 霉菌、酵母菌总数的测定

一、目 的

（1）学习霉菌和酵母菌总数的测定方法。
（2）掌握微生物学实验中霉菌和酵母菌总数的报告方式。

二、基 本 原 理

在日常生活中，食品和粮食常常受到真菌侵染而发生霉烂变质。有些霉菌的毒性代谢产物可引起各种急、慢性中毒，有些霉菌毒素具有强烈的致癌作用。实验证明，一次大量或长期少量摄入霉菌毒素均可诱发癌变。目前已知的产毒霉菌在自然界中分布极广，对食品侵染的机会很多，因此，加强食品霉菌检测，在食品卫生学上具有十分重要的意义。

霉菌和酵母菌数的测定是指食品检样经过处理，在一定条件下培养后，所得 1g 或 1ml 检样中所含的霉菌和酵母菌落数。霉菌和酵母菌数主要作为判断食品被霉菌和酵母菌污染程度的指标，以便对被检样品进行卫生学评价。

三、器 材 和 试 剂

1. 被检样品 根据不同需要选择被检样品（如米饭、糕点、面包、发酵食品、乳及乳制品等）。

2. 培养基与试剂 马铃薯-葡萄糖琼脂培养基（附加抗生素）、孟加拉红培养基、灭菌水等。

3. 器材 温箱、冰箱、恒温水浴箱、天平、电炉、三角瓶、玻璃珠、平皿、吸管、试管、放大镜、菌落计数仪、酒精灯、均质器或研钵等。

四、检 验 步 骤

（一）样本采集与送检

取样时应特别注意样品的代表性及避免采样时的污染。采样前应准备好灭菌容器和采样工具，如灭菌牛皮纸袋或广口瓶、刀具或长勺等。在卫生学调查的基础上，采取有代表性的样品。样品收集后应尽快送检，不能及时送检的应放置于低温干燥处保存。

1. 粮食样品的采集 可根据粮囤或粮垛的大小和类型，分层定点取样。一般分成三层五点，或分层随机采取不同点的样品，充分混合后，取 500g 送检。小量存粮可用金属小勺采取上、中、下各部位的混合样品。

2. 海运进口粮的采集 每一船舱采取表层、上层、中层和下层共 4 个层面，每层从五点取样混合。如船舱粮食超过 10000t，则应加采一个样品。必要时采取可疑样品送检。

3. 谷物加工制品（如米饭、糕点、面包等）、**发酵食品、乳及乳制品及其他液体食品的采样** 用无菌工具采集可疑霉变食品250g，装入无菌容器内送检。

（二）检验程序

检验程序见表 17-1。

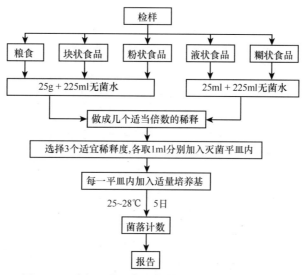

图 17-1　霉素、酵母菌总数测定的检验程序流程图

（三）操作步骤

（1）按无菌操作称取检样 25g（ml）放入含有 225ml 的灭菌蒸馏水的玻塞三角瓶中。振摇 30min，即为 1∶10 稀释液。

（2）用灭菌吸管吸取 10ml 的 1∶10 稀释液，加入灭菌试管内，另用一支 1ml 吸管反复吹吸 50 次左右，以充分分散霉菌孢子。

（3）用 1ml 的 1∶10 稀释液，加入含有 9ml 灭菌水的试管内，另换一支吸管反复吹吸至少 5 次，此液体即为 1∶100 稀释液。

（4）按上述操作顺序进行 10 倍逐级稀释，每稀释一次即换用一支新的吸管。根据对样品污染程度的估计，选择 3 个合适稀释度，分别在做 10 倍稀释的同时，吸取 1ml 稀释液置于无菌平皿内，每个稀释度做两个平皿。然后，在平皿中注入冷却至 45℃左右的培养基，转动平皿使之充分混匀。待琼脂凝固后，倒置于 25～28℃温箱中培养 3 日后开始观察，共需培养观察 5 日。

五、结果分析与报告

1. 计算方法　通常选择菌落数在 10～150CFU 之间的平板进行计数。同一稀释度的两块平板的菌落平均数乘以稀释倍数，即为每克（或 ml）检样中所含霉菌和酵母菌数。

2. 报告　1g（或 1ml）食品所含霉菌和酵母菌数以 CFU/g（ml）表示。

六、注意事项

（1）霉菌和酵母菌培养所应用的培养基和培养条件、温度和湿度均与细菌培养不同。

（2）霉菌和酵母菌在不同培养基上所生长出的菌落形态与色泽均不相同，因此，必须严格按要求使用规定培养基培养。

七、思考题

（1）霉菌和酵母菌总数测定时所应用的培养温度是多少？

（2）为什么不同培养基所培养的霉菌和酵母菌菌落形态均不相同？

（郑　铃）

实验十八　粮食内霉菌的检测

一、目　　的

（1）掌握粮食中主要霉菌类群的鉴定方法和霉菌含量的计算。

（2）熟悉常见霉菌的形态特征。

二、基 本 原 理

采用适合霉菌生长的培养基对粮食中的霉菌进行分离培养与纯化，通过菌落形态与个体形态初步鉴定粮食中主要霉菌的种类，并确定各类霉菌的数量。

三、器 材 和 试 剂

1. 器材　除微生物实验室常规灭菌及培养设备外，其他设备和材料如下。

（1）冰箱：2～5℃。

（2）恒温培养箱：28℃±1℃。

（3）均质器。

（4）恒温振荡器。

（5）显微镜：10×～100×。

（6）电子天平：感量0.1g。

（7）无菌锥形瓶：容量500ml、250ml。

（8）无菌广口瓶：500ml。

（9）无菌吸管：1ml（具0.01ml刻度）、10ml（具0.1ml刻度）。

（10）无菌平皿：直径90mm。

（11）无菌试管：10mm×75mm。

（12）无菌牛皮纸袋、塑料袋等。

2. 培养基和试剂

（1）马铃薯-葡萄糖-琼脂培养基：见本实验后附。

（2）孟加拉红培养基：见本实验后附。

四、操 作 步 骤

（一）样品的稀释

1. 固体和半固体样品　称取25g样品至盛有225ml灭菌蒸馏水的锥形瓶中，充分振摇，即为1∶10稀释液。或放入盛有225ml无菌蒸馏水的均质袋中，用拍击式均质器拍打2min，制成1∶10的样品匀液。

2. 液体样品　以无菌吸管吸取25ml样品至盛有225ml无菌蒸馏水的锥形瓶（可在瓶内预置适当数量的无菌玻璃珠）中，充分混匀，制成1∶10的样品匀液。

3. 取1ml 1∶10稀释液注入含有9ml无菌水的试管中，另换一支1ml无菌吸管反复吹吸，此液为1∶100稀释液。

4. 按"3"的操作程序，制备10倍系列稀释样品匀液。每递增稀释一次，换用1次1ml

无菌吸管。

5. 根据对样品污染状况的估计，选择 2～3 个适宜稀释度的样品匀液（液体样品可包括原液），在进行 10 倍递增稀释的同时，每个稀释度分别吸取 1ml 样品匀液于 2 个无菌平皿内。同时分别取 1ml 样品稀释液加入 2 个无菌平皿作空白对照。

6. 及时将 15～20ml 冷却至 46℃的马铃薯-葡萄糖-琼脂或孟加拉红培养基（可置于 46℃±1℃恒温水浴箱中保温）倾注平皿，并转动平皿使其混合均匀。

（二）培养

待琼脂凝固后，将平板倒置，28℃±1℃培养 5 日，观察并记录。

（三）菌落计数

肉眼观察，必要时可用放大镜，记录各稀释倍数和相应的霉菌数。以菌落形成单位（colony-forming units，CFU）表示。

选取菌落数在 10～150CFU 的平板，根据菌落形态统计霉菌数。霉菌蔓延生长覆盖整个平板的可记录为多不可计。菌落数应采用 2 个平板的平均数。

五、测定结果记录

计算 2 个平板菌落数的平均值，再将平均值乘以相应稀释倍数计算。

（1）若所有平板上菌落数均大于 150CFU，则对稀释度最高的平板进行计数，其他平板可记录为多不可计，结果按平均菌落数乘以最高稀释倍数计算。

（2）若所有平板上菌落数均小于 10CFU，则应按稀释度最低的平均菌落数乘以稀释倍数计算。

（3）若所有稀释度平板均无菌落生长，则以小于 1 乘以最低稀释倍数计算；如为原液，则以小于 1 计数。

六、结果分析与报告

（1）菌落数在 100CFU 以内时，按"四舍五入"原则修约，采用 2 位有效数字报告。

（2）菌落数≥100CFU 时，前 3 位数字采用"四舍五入"原则修约后，取前 2 位数字，后面用 0 代替位数来表示结果；也可用 10 的指数形式来表示，此时也按"四舍五入"原则修约，采用 2 位有效数字。

（3）称重取样以 CFU/g 为单位报告，体积取样以 CFU/ml 为单位报告，报告或分别报告霉菌数。

七、注意事项

1. 取样的代表性

2. 取样工具的无菌　空气中霉菌的孢子含量很高，故取样的工具、容器等要经过严格的高压蒸汽灭菌。

3. 操作过程

（1）尽量避免操作人员自身污染干扰。

（2）充分吹吸样品。

八、思考题

为什么在稀释过程中要充分吹吸样品？

附

1. 马铃薯-葡萄糖-琼脂

（1）成分：

马铃薯（去皮切块）	300g
葡萄糖	20.0g
琼脂	20.0g
氯霉素	0.1g
蒸馏水	1000ml

（2）制法：将马铃薯去皮切块，加 1000ml 蒸馏水，煮沸 10～20min。用纱布过滤，补加蒸馏水至1000ml。

加入葡萄糖和琼脂，加热溶解，分装后，121℃高压蒸汽灭菌 20min。倾注平板前，用少量乙醇溶解氯霉素加入培养基中。

2. 孟加拉红培养基

（1）成分：

蛋白胨	5.0g
葡萄糖	10.0g
磷酸二氢钾	1.0g
硫酸镁（无水）	0.5g
琼脂	20.0g
孟加拉红	0.033g
氯霉素	0.1g
蒸馏水	1000ml

（2）制法：上述各成分加入蒸馏水中，加热溶解，补足蒸馏水至1000ml，分装后，121℃高压蒸汽灭菌 20min。倾注平板前，用少量乙醇溶解氯霉素加入培养基中。

3. 霉菌直接镜检计数法　常用的为郝氏霉菌计测法，本方法适用于番茄酱罐头。

（1）器材

1）折光仪。

2）显微镜。

3）郝氏计测玻片：具有标准计测室的特制玻片。

4）盖玻片。

5）测微器：具标准刻度的玻片。

（2）操作步骤

1）检样的制备：取定量检样，加蒸馏水稀释至折光指数为 1.3447～1.3460（即浓度为 7.9%～8.8%），备用。

2）显微镜标准视野的校正：将显微镜按放大率 90～125 倍调节标准视野，使其直径为 1.382mm。

3）涂片：洗净郝氏计测玻片，将制好的标准液，用玻璃棒均匀的摊布于计测室，以备观察。

4）观测：将制好的载玻片放于显微镜标准视野下进行霉菌观测，一般每一检样观察 50 个视野，同一检样应由 2 人进行观察。

（3）结果与计算：在标准视野下，发现有霉菌菌丝其长度超过标准视野（1.382mm）的 1/6 或 3 根菌丝总长度超过标准视野的 1/6（即测微器的一格）时即为阳性（+），否则为阴性（−），按 100 个视野计，其中发现有霉菌菌丝体存在的视野数，即为霉菌的视野百分数。

（陈　丹）

实验十九　常见产毒霉菌的检测

一、目　　的

（1）了解常见产毒霉菌的分离纯化方法。
（2）掌握产毒霉菌的形态学鉴定技术。

二、基　本　原　理

常见的产毒霉菌有曲霉菌属、青霉菌属、镰刀菌属和其他菌属（绿色木霉、漆斑菌属、黑色葡萄状穗霉等）。利用霉菌菌丝顶端呈钝圆形，菌丝呈管状，具有平行壁、横隔，多数有分枝，内呈粒状或点状，无折射现象等形态特征，检测常见的产毒霉菌。

三、器材和试剂

1. 器材

（1）冰箱，0～4℃。
（2）恒温培养箱，25～28℃。
（3）显微镜，10×～100×。
（4）目镜测微计。
（5）物镜测微计。
（6）无菌接种罩。
（7）放大镜。
（8）滴瓶。
（9）接种钩针。
（10）分离针。
（11）载玻片。
（12）盖玻片，18 mm×18 mm。
（13）灭菌小刀等。

2. 培养基和试剂

（1）乳酸-苯酚液：见本实验后附。
（2）察氏培养基：见本实验后附。
（3）马铃薯-葡萄糖琼脂培养基：见本实验后附。
（4）马铃薯琼脂培养基：见本实验后附。
（5）玉米粉琼脂培养基：见本实验后附。

四、操　作　步　骤

1. 菌落的观察　为了培养完整的巨大菌落以供观察记录，可将纯培养物点植于平板上。方法：将平板倒转，向上接种一点或三点，每菌接种 2 个平板，倒置于 25～28℃温箱中进行培养。当初长出小菌落时，取出一个平皿，在无菌操作条件下，用小刀将菌落连同培养基切下 1cm×2cm 的小块，置菌落一侧，继续培养，于 5～14 日进行观察，可直接观察子实体着生状态。

2. 斜面观察 将霉菌纯培养物划线接种（曲霉、青霉）或点种（镰刀菌或其他菌）于斜面，培养 5～14 日，观察菌落形态，同时还可以将菌种管置显微镜下用低倍镜直接观察孢子的形态和排列。

3. 制片 取载玻片加乳酸-苯酚液 1 滴，用接种针钩取一小块霉菌培养物，置乳酸-苯酚液中，用 2 支分离针将培养物撕开成小块；然后加盖玻片。制片时最好是在接种罩内操作，以防孢子飞扬。

4. 镜检 先在低倍镜下找到培养物，然后转置高倍镜下，观察霉菌的菌丝体有无隔膜，孢子囊与孢囊孢子、分生孢子梗与分生孢子形状、着生与排列等情况，并做详细记录。

五、测定结果记录

描述所见霉菌菌落的主要特征并绘出其菌体形态。

六、结果分析与报告

根据菌落形态及镜检结果，参照各种霉菌的形态描述及检索表，确定菌种名称。

七、注 意 事 项

（1）制片时，用两支分离针撕剥培养物时，切忌涂抹，以免破坏霉菌结构。

（2）加盖玻片时，切忌产生气泡，影响观察效果，如产生，可在酒精灯上加热以排出。

八、思 考 题

请问如何从形态特征上区别霉菌和其他细菌？

附

1. 乳酸-苯酚液

（1）成分：

苯酚	10g
乳酸（密度 1.21kg/m³）	10g
甘油（密度 1.25kg/m³）	20g
蒸馏水	10ml

（2）制法：将苯酚在水中加热溶解，然后加入乳酸及甘油。

2. 察氏培养基

（1）成分：

硝酸钠	3g
磷酸氢二钾	1g
硫酸镁（$MgSO_4 \cdot 7H_2O$）	0.5g
氯化钾	0.5g
硫酸亚铁	0.01g
蔗糖	30g
琼脂	20g
蒸馏水	1000ml

（2）制法：加热溶解，分装后121℃高压蒸汽灭菌20min。

3. 马铃薯-葡萄糖琼脂培养基

（1）成分：

马铃薯（去皮切块）	300g
葡萄糖	20g
琼脂	20g
蒸馏水	1000ml

（2）制法：将马铃薯去皮切块，加1000ml蒸馏水，煮沸10～20min。用纱布过滤，补加蒸馏水至1000ml。加入葡萄糖和琼脂，加热溶解，分装，121℃高压蒸汽灭菌20min。

4. 马铃薯琼脂培养基

（1）成分：

马铃薯（去皮切块）	200g
琼脂	20g
蒸馏水	1000ml

（2）制法：将马铃薯去皮切块，加1000ml蒸馏水，煮沸10～20min。用纱布过滤，补加蒸馏水至1000ml。加入琼脂，加热溶解，分装，121℃高压蒸汽灭菌20min。

5. 玉米粉琼脂培养基

（1）成分：

玉米粉	60g
琼脂	15～18g
蒸馏水	1000ml

（2）制法：将玉米粉加入蒸馏水中，搅匀，文火煮沸1h，纱布过滤，加琼脂后加热溶解，补足水量至1000ml。分装，121℃高压蒸汽灭菌20min。

（陈　丹）

实验二十　化妆品中铜绿假单胞菌检测

一、目　的

（1）掌握铜绿假单胞菌检测的主要步骤与方法。

（2）掌握铜绿假单胞菌菌落的观察和生化反应结果的判断。

（3）熟悉化妆品标本的采集原则。

二、基 本 原 理

　　铜绿假单胞菌也称绿脓杆菌，属于假单胞菌属，为革兰氏阴性杆菌，氧化酶阳性，能产生绿脓菌素为其特征。此外还能液化明胶，还原硝酸盐为亚硝酸盐，在42℃条件下能生长，可与类似菌区别。其在自然界广泛分布，对外环境的抵抗力较强，为条件致病菌，可引起人的眼、耳、鼻、咽喉和皮肤等处感染，特别是烧伤、烫伤后的感染尤为严重，常使病情恶化，并可引起败血症。该菌是化妆品受检特定菌之一。

　　因一般化妆品中含有防腐剂，在检测时为消除化妆品中防腐剂的继续抑菌作用，应加入相应的中和剂，为了提高检出率，目前推荐的增菌用培养基是卵磷脂吐温80营养琼脂（soybean casein digest lecithin polysorbate，SCDLP）培养基。

三、器材和试剂

　　1. 器材　恒温培养箱、高压蒸汽灭菌器、灭菌平皿、灭菌刻度吸管、接种环、接种针、酒精灯、广口瓶、三角烧瓶等。

　　2. 培养基　SCDLP液体培养基、十六烷基三甲基溴化铵培养基、乙酰胺培养基、绿脓菌素测定用培养基、明胶培养基、硝酸盐蛋白胨水培养基、普通琼脂斜面培养基。

四、操 作 步 骤

（一）检验程序

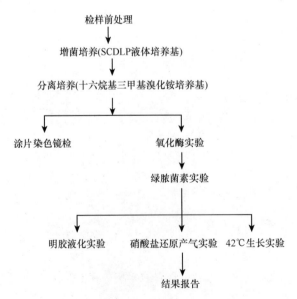

（二）检验方法

1. 样品的前处理

（1）亲水性样品（水包油型）：可取 10g 或 10ml 加到 90ml 带玻璃珠的灭菌生理盐水中，如样品量少于 10g 或 10ml，仍按 10 倍稀释法进行。如为 5ml 则加 45ml 灭菌生理盐水，混匀后，制成 1∶10 稀释液。

（2）疏水性样品（油包水型）：取样品 10g 先加 10ml 灭菌液体石蜡混匀，再加 10ml 灭菌的吐温 80，在 40～44℃水中振荡混合 10min，加入灭菌生理盐水 70ml，在 40～44℃水浴中乳化，制成 1∶10 悬液。或用均质器，将加有助溶剂、稀释液的样品放入均质器，均质 3～5min 后，取上清液待检（上清液的稀释倍数为 1∶10）。

（3）膏、霜、乳剂半固体状样品

1）亲水性的样品称取 10g，加到灭菌的 90ml 生理盐水的锥形瓶（内带玻璃珠）中，充分振荡混匀，放 30～32℃水浴中静置 15min，用其上清液作为 1∶10 的稀释液。

2）疏水性的样品称取 10g，放到灭菌的研钵中，加 10ml 灭菌液体石蜡，研磨成黏稠状，再加 10ml 灭菌吐温 80，研磨待溶解后，加 70ml 灭菌生理盐水，在 40～44℃水浴中充分混合，制成 1∶10 稀释液。

（4）固体样品：称取 10g，加到灭菌的 90ml 生理盐水稀释瓶中，振荡混匀，使其分散混悬后，放 30～32℃水浴中，15min 后取出，充分振荡混合，再放到 30～32℃水浴中静置 15min，取上清液作为 1∶10 稀释液。

如有均质器，上述亲水性膏、霜、乳剂等，可称 10g 样品加 90ml 灭菌生理盐水，均质 1～2min；疏水性膏、霜及眉笔、口红等，称 10g 样品加 90ml SCDLP 液体培养基，或 1g 样品加 1ml 灭菌液体石蜡、1ml 灭菌吐温 80、7ml 灭菌生理盐水，均质 3～5min。

2. 增菌培养　取 1∶10 稀释样品 10ml 加入 90ml SCDLP 液体培养基中，置 37℃培养 18～24h，进行增菌。如有铜绿假单胞菌生长，则培养基表面有一薄层菌膜，培养液呈黄绿色或蓝绿色。

3. 分离培养　从增菌培养液的菌膜处挑取培养物，划线接种在十六烷基三甲基溴化铵琼脂平板上，置 37℃培养 18～24h，进行分离培养。此培养基具有较强的选择性，大肠埃希氏菌不能生长，革兰氏阳性菌生长较差，而铜绿假单胞菌则生长成扁平菌落，向周边扩散或略有蔓延，表面湿润，边缘不整，菌落呈灰白色，菌落周围培养基常扩散有水溶性色素。也可用乙酰胺培养基进行分离培养，37℃培养 24h，铜绿假单胞菌在此培养基上生长良好，菌落扁平，边缘不整齐，菌落周围培养基略带粉红色，其他菌不生长。

4. 染色镜检　挑取可疑菌落，涂片，革兰氏染色，镜检为革兰氏阴性杆菌者应进行氧化酶实验。

5. 氧化酶实验　取一小块洁净白色滤纸片放在灭菌平皿内，用无菌玻璃棒挑取铜绿假单胞菌可疑菌落涂在滤纸片上，然后在其上加 1 滴新配制的 1%二甲基对苯二胺试剂，在 15～30s 之内，出现粉红色或紫红色时，为氧化酶实验阳性；若培养物不变色，则为氧化酶实验阴性。少数其他菌可能也有颜色反应，但反应出现较晚。氧化酶实验阳性者，进一步做绿脓菌素实验。

6. 绿脓菌素实验　取可疑菌落 2～3 个，分别接种在绿脓菌素培养基上，置 37℃培养 24h，加入氯仿 3～5ml，充分振荡使培养物中的绿脓菌素溶解于氯仿液中；当氯仿提取液呈蓝色时，用吸管将氯仿移至另一试管中并加入 1mol/L 的盐酸 1ml 左右，振荡后静止片刻，如上层盐酸液内出现粉红色到紫红色时为阳性，表示被检物中有绿脓菌素存在。如绿脓菌素实验阴性则还要做下面 3 个实验。

7. 硝酸盐还原产气实验　挑取可疑的铜绿假单胞菌纯培养物，接种于硝酸盐蛋白胨水培养基中，置 37℃培养 24h，观察结果。凡在硝酸盐蛋白胨水培养基中的小倒管内有气体产生者，即为阳性，表明该菌可还原硝酸盐，并将硝酸盐分解产生氮气。

8. 明胶液化实验 取铜绿假单胞菌可疑纯培养物，穿刺接种在明胶培养基内，置 37℃培养 24h，取出放冰箱 10~30min，如仍呈溶解状即为明胶液化实验阳性，如凝固不溶解者为阴性。

9. 42℃生长实验 挑取纯培养物，接种在普通琼脂斜面培养基上，放 41~42℃培养箱中，培养 24~48h。铜绿假单胞菌能生长，为阳性，而近似的荧光假单胞菌则不能生长。

五、测定结果记录与报告

被检样品经增菌分离培养后，在分离平板上有典型或可疑菌落生长，经证实为革兰氏阴性杆菌，氧化酶及绿脓菌素实验皆为阳性者，可报告被检样品中检出有铜绿假单胞菌。如绿脓菌素实验阴性，而液化明胶、硝酸盐还原产气和 42℃生长实验三者皆为阳性时，仍可报告被检样品中检出铜绿假单胞菌。

六、思　考　题

（1）化妆品微生物检验样品的采集原则是什么？
（2）化妆品微生物检验的特点是什么？
（3）如何证实化妆品被铜绿假单胞菌污染？
（3）简述化妆品特定菌的概念、种类及其卫生学意义。

附

1. SCDLP 液体培养基
（1）成分：

酪蛋白胨	17.0g
大豆蛋白胨	3.0g
氯化钠	5.0g
磷酸氢二钾	2.5g
葡萄糖	2.5g
卵磷脂	1.0g
吐温 80	7.0g
蒸馏水	1000ml

（2）制法：先将卵磷脂在少量蒸馏水中加温热溶解后，再与其他成分混合，加热溶解，调 pH 为 7.2~7.3，分装，121℃ 20min 高压蒸汽灭菌，注意振荡，使沉淀于底层的吐温 80 充分混合，冷却至 25℃左右使用。如无酪蛋白胨和大豆蛋白胨，也可用多胨代替。

2. 十六烷基三甲基溴化铵培养基
（1）成分：

牛肉膏	3g
蛋白胨	10g
氯化钠	5g
十六烷基三甲基溴化铵	0.3g
琼脂	20g
蒸馏水	1000ml

（2）制法：除琼脂外，将上述成分混合加热溶解，调 pH 为 7.4~7.6，加入琼脂，115℃ 20min 高压

蒸汽灭菌后，制成平板备用。

3. 乙酸铵培养基

（1）成分：

乙酸铵	10g
氯化钠	5g
无水磷酸氢二钾	1.39g
无水磷酸二氢钾	0.73g
硫酸镁（$MgSO_4 \cdot H_2O$）	0.5g
酚红	0.012g（1.2%溶液 1ml）
琼脂	20g
蒸馏水	1000ml

（2）制法：除琼脂、酚红外，将其他成分加到蒸馏水中，加热溶解，调 pH 为 7.2，加入琼脂、酚红，121℃ 20min 高压蒸汽灭菌后，制成平板备用。

4. 绿脓菌素测定用培养基

（1）成分：

蛋白胨	20g
氯化镁	1.4g
硫酸钾	10g
琼脂	18g
甘油	10g
蒸馏水	1000ml

（2）制法：将蛋白胨、氯化镁和硫酸钾加到蒸馏水中，加温使其溶解，调 pH 为 7.4，加入琼脂和甘油，加热溶解，分装于试管内，115℃ 20min 高压蒸汽灭菌后，制成斜面备用。

5. 明胶培养基

（1）成分：

牛肉膏	3g
蛋白胨	5g
明胶	120g
蒸馏水	1000ml

（2）制法：将各成分加到蒸馏水中浸泡 20min，随时搅拌加温使之溶解，调 pH 为 7.4，分装于试管内，经 115℃ 20min 高压蒸汽灭菌后，直立制成高层备用。

6. 硝酸盐蛋白胨水培养基

（1）成分：

蛋白胨	10g
酵母浸膏	3g
硝酸钾	2g
亚硝酸钠	0.5g
蒸馏水	1000ml

（2）制法：将蛋白胨和酵母浸膏加到蒸馏水中，加热使之溶解，调 pH 为 7.2，煮沸过滤后补充液量，加入硝酸钾和亚硝酸钠，溶解混匀，分装到加有小倒管的试管中，115℃ 20min 高压蒸汽灭菌后备用。

（吴　倩）

实验二十一　中和剂鉴定实验

一、目　　的

（1）确定所选中和剂是否适用于拟进行的消毒效果鉴定实验。
（2）掌握中和剂鉴定实验分组的意义及实验操作程序。
（3）熟悉中和鉴定实验评价规定。
（4）了解实验菌株的代表性及属性。

二、基 本 原 理

为了准确评价消毒剂对微生物的杀灭作用，消毒实验中要求选择适当中和剂，所选中和剂不仅能及时中止消毒剂的杀微生物作用，且中和剂本身及其与消毒剂的反应产物（下称中和产物）尚需对微生物无抑制或杀灭作用，对培养基无不良影响。

三、器 材 和 试 剂

1. 器材　恒温水浴箱，玻璃漏斗，刻度吸管（1.0ml、5.0ml、10.0ml），毛细吸管，移液器（10μl、20μl、100μl、200μl、1000μl）及配套的塑料吸头，离心机，电动混匀器，浊度计，恒温培养箱等。

2. 实验菌种　金黄色葡萄球菌（ATCC 6538）、铜绿假单胞菌（ATCC 15442）、大肠埃希氏菌（8099）、枯草杆菌黑色变种（ATCC 9372）、白色葡萄球菌（8032）。在上述规定的菌株基础上，根据消毒剂特定用途或实验特殊需要，还可增选其他菌株。

3. 试剂　磷酸盐缓冲液，稀释液，无菌蒸馏水或其他纯化水，有机干扰物等，本实验后见附。

4. 细菌培养基　营养琼脂培养基，营养肉汤培养基，胰蛋白胨大豆琼脂培养基，胰蛋白胨大豆肉汤培养基，见本实验后附。

5. 染色液　革兰氏染色液，芽孢染色液，见本实验后附。

四、操 作 步 骤

（一）细菌悬液制备程序

1. 细菌繁殖体悬液的制备

（1）以无菌操作方式开启菌种管，用毛细吸管加入适量营养肉汤培养基，轻柔吹吸数次，使菌种溶解分散。取含 5.0～10.0ml 营养肉汤培养基试管，滴入少许菌种悬液，置 37℃ 培养 18～24h。用接种环取第 1 代培养的菌悬液，划线接种于营养琼脂培养基平板上，置 37℃ 培养 18～24h。或从 microbank 中取出一粒菌珠接种于平皿上，置 37℃培养 18～24h，挑取上述第 2 代培养物中典型菌落，接种于营养琼脂斜面，置 37℃ 培养 18～24h，即为第 3 代培养物。

（2）取第 3～6 代的营养琼脂培养基培养 18～24h 的新鲜斜面培养物，用 5.0ml 吸管吸取 3.0～5.0ml 稀释液（一般用胰蛋白胨生理盐水溶液，酸化水用生理盐水）加入斜面试管内，反复吹吸，洗下菌苔。随后，用 5.0ml 吸管将洗液移至另一无菌试管中，用电动混匀器混合 20s，或在手掌上振打 80 次，以使细菌悬浮均匀。

（3）初步制成的菌悬液，先用细菌浓度比浊测定法粗测其含菌浓度，然后以稀释液稀释至所需浓度。

（4）细菌繁殖体悬液应保存在 4℃冰箱内备用。应当天使用不得过夜。

（5）怀疑有污染时，应以菌落形态、革兰氏染色与生化实验等法进行鉴定。

2. 细菌芽孢悬液的制备

（1）以无菌操作方式开启菌种管，用毛细吸管加入适量营养肉汤培养基，轻柔吹吸数次，使菌种溶解分散。取含 5.0～10.0ml 营养肉汤培养基试管，滴入少许菌种悬液，置 37℃ 培养 18～24h。用接种环取第 1 代培养的菌悬液，划线接种于营养琼脂培养基平板上，置 37℃培养 18～24h。挑取上述第 2 代培养物中典型菌落，接种于营养肉汤培养基，置 37℃培养 18～24h，即为第 3 代培养物。

（2）用 10.0ml 吸管吸取 5.0～10.0ml 第 3～5 代的 18～24h 营养肉汤培养物，接种于罗氏瓶中营养琼脂培养基表面，将其摇动使菌液布满营养琼脂培养基的表面，再将多余肉汤培养物吸出，将罗氏瓶置 37℃恒温培养箱内培养 5～7 日。

用接种环取菌苔少许涂于玻片上，固定后以改良芽孢染色法染色，并在显微镜（油镜）下进行镜检。当芽孢形成率达 95%以上时，即可进行以下处理。否则，应继续在室温下放置一定时间，直至达到上述芽孢形成率后再进行以下处理。

（3）改良芽孢染色法：①用接种环取菌苔涂布于玻片上，待自然干燥，而后通过火焰加热将菌固定于玻片上。②将涂片放入平皿内，片上放两层滤纸，滴加足量的 5%孔雀绿水溶液。将平皿盖好，放 54～56℃ 条件下，加热 30min。取出，去滤纸，用自来水冲去残留液。③加 0.5% 沙黄水溶液，染 1min。水洗，待干后镜检。芽孢呈绿色，菌体呈红色。

（4）加 10.0ml 无菌蒸馏水于罗氏瓶中，以 L 棒轻轻推刮下菌苔，吸出，再加入 5.0ml 无菌蒸馏水冲洗培养基表面，吸出。将两次吸出的菌悬液集于含玻璃珠的无菌三角烧瓶中，振摇 5min。

（5）将三角烧瓶置 45℃水浴中 24h，使菌自溶断链，分散成单个芽孢。

（6）用无菌棉花或纱布过滤芽孢悬液，清除琼脂凝块。

（7）将芽孢悬液置无菌离心管内，以 3000r/min 速度离心 30min。弃上清液，加蒸馏水吹吸使芽孢重新悬浮，本步骤重复 3 遍。

（8）将洗净的芽孢悬液放入含适量小玻璃珠的三角烧瓶内，80℃水浴 10min（或 60℃，30min），以杀灭残余的细菌繁殖体。待冷至室温后，摇匀分装保存于 4℃冰箱中备用。有效使用期为半年。

（9）芽孢悬液在使用时，应先进行活菌培养计数。

（10）怀疑有杂菌污染时，应以菌落形态、革兰氏染色与生化实验等法进行鉴定。

（二）菌片（染菌载体）的制备程序

（1）菌片用载体应根据消毒对象选择，常用的材料有金属、玻璃、滤纸、棉布、聚四氟乙烯等。金属载体一般用 12mm 直径圆形金属片（厚 0.5mm），其他材质载体一般为方形，大小为 10mm×10mm，特定用途的消毒产品可使用其他材质、形状的载体。

（2）所用载体（除滤纸片外）于染菌前，应进行脱脂处理。脱脂方法如下：①将载体放在含洗涤剂的水中煮沸 30min；②以自来水洗净；③用蒸馏水煮沸 10min；④用蒸馏水漂洗至 pH 呈中性；⑤晾干、熨平备用。

（3）布片用 40 织纱的白平纹棉布制作。将脱脂后的布块按载体规定的大小抽去边缘一周的经纬纱各一根，按抽纱痕剪开。金属片以不锈钢制作，纸片以新华滤纸制作。

（4）载体经压力蒸汽灭菌后，使用滴染法染菌。

染菌用菌悬液:菌悬液和芽孢悬液的制备按"(一)细菌悬液制备程序"中进行,实验用菌悬液的含菌量为 $2\times10^8\sim1\times10^9$ CFU/ml,可使用浊度计调整菌液浓度。然后加入等量 3.0% 或 0.3% 的牛血清白蛋白,使菌液的浓度为 $1\times10^8\sim5\times10^8$ CFU/ml。

滴染法染菌时,将经灭菌的载体片平铺于无菌平皿内,用移液器逐片滴加菌液 10μl,必要时用接种环涂匀整个载体表面。置 37℃ 恒温培养箱或室温干燥备用。

(5)每个菌片(载体)的回收菌数应为 $1\times10^6\sim5\times10^6$ CFU/片。

(三)活菌培养计数技术

活菌培养计数一般使用倾注法,有特殊规定者,可以使用其他方法。倾注法操作程序如下。

(1)对菌悬液可直接进行培养计数。对菌片和小型固体样本,将其直接投入含 5.0ml 稀释液的无菌试管中,对棉拭则将其采样端剪入管内。用电动混匀器混合 20s,或在手掌上用力振打 80 次,将菌洗下形成菌悬液。以上操作应严格按无菌要求进行。

(2)将试管按需要数量分组排列于试管架上,每管加入 4.5ml 稀释液。各组由左向右,逐管标上 10^{-1}、10^{-2}、10^{-3}……。

(3)将菌悬液样本用电动混匀器混合 20s,或在手掌上用力振打 80 次,随即吸取 0.5ml 加至 10^{-1} 管内。

(4)将 10^{-1} 管依前法用电动混匀器混合 20s,或在手掌上用力振打 80 次,混匀,再吸取出 0.5ml 加入 10^{-2} 管内。如此类推,直至最后一管。必要时,还可作某稀释度的 1:1 或 1:4 稀释。

(5)选择适宜稀释度试管(以预计生长菌落数每平板为 15~300CFU 者为宜),吸取其中混合均匀的悬液 1.0ml 加于无菌平皿内。每一稀释度接种 2 个平皿。一般需接种 2~3 个不同稀释度。

(6)将 40~45℃ 熔化的培养基,倾注于已加入样液的平皿中,每平皿 15~20ml。

(7)将平皿盖好,即刻轻轻摇动混匀,平放。待琼脂凝固后,翻转平皿使底向上,置 37℃ 恒温培养箱内培养。

(8)培养至规定时间,计数菌落数。对于现场实验样本,应每日观察并记录菌落数。

(9)计数菌落时,一般以肉眼观察,必要时用放大镜检查。以每平板菌落数在 15~300CFU 的稀释度为准记录结果。对黑曲霉菌活菌计数时,以每平板菌落数在 15~100CFU 的稀释度为准记录结果。对菌量极少的样本,即使平板菌落数未达 15CFU 时,亦可用其计算最终结果。

(10)根据稀释倍数和接种量计算每毫升菌液中或每一菌片(染菌载体)上的平均菌落数。

(四)实验分组

在细菌与真菌杀灭实验中所用中和剂的鉴定,至少应平行进行以下各组实验。

第 1 组　中和剂 + 菌悬液 → 培养
第 2 组　(消毒剂 + 中和剂)+ 菌悬液 → 培养
第 3 组　稀释液 + 菌悬液 → 培养
第 4 组　稀释液 + 中和剂 + 培养基 → 培养

(五)中和剂悬液定量鉴定实验操作程序

根据实验分组,准备足量试管和平皿,依次进行编号。将菌悬液用等量适合浓度的有机干扰物稀释成 $2.5\times10^3\sim1.5\times10^4$ CFU/ml,作为实验菌悬液。鉴定实验包括 4 组。

第 1 组　取 0.4ml 标准硬水于试管内,加入 4.5ml 中和剂,混匀,置 20℃±1℃ 水浴中 5min 后,再加入 0.1ml 实验菌悬液,混匀,作用 10min,分别吸取 1.0ml 接种于两个平皿中,做活菌培养计数。

　　第 2 组　取 0.4ml 消毒剂于试管内，加入 4.5ml 中和剂（对于酸性氧化电位水检测时，取 0.5ml 消毒剂于试管内，加入 4.4ml 中和剂）混匀，置 20℃±1℃水浴中 5min 后，再加入 0.1ml 实验菌悬液，混匀，作用 10min，分别吸取 1.0ml 接种于 2 个平皿中，做活菌培养计数。

　　第 3 组　取 0.4ml 标准硬水于试管内，加入 4.5ml 稀释液，混匀，置 20℃±1℃水浴中 5min 后，再加入 0.1ml 实验菌悬液，混匀，作用 10min，分别吸取 1.0ml 接种于 2 个平皿中，做活菌培养计数。

　　第 4 组　分别吸取稀释液、标准硬水与中和剂各 0.5ml 于同一无菌平皿内，倒入上述实验同批次的培养基 15～20ml，培养观察。

五、测定结果记录

第 1、2 和 3 组间菌落数误差率计算公式：

$$组间菌落数误差率=\frac{(三组菌落平均数减去各组菌落平均数)的绝对值之和}{三组菌落平均数之和}\times100\%$$

六、结果分析与报告

　　实验结果符合以下全部条件，所测中和剂可判为合格。

　　（1）第 1、2 和 3 组有相似量实验菌生长，悬液实验作用体系中菌量在 50～300CFU/ml 之间，载体实验菌量在 2.5×10^2～1.5×10^3CFU/片之间。其组间菌落数误差率应不超过 15%。

　　（2）第 4 组无菌生长。否则，说明试剂有污染，应更换无污染的试剂重新进行实验。

　　（3）实验重复 3 次，每次实验均应符合以上要求。

七、注意事项

　　（1）实验所分各组均有其特定意义，不得任意删减。

　　（2）严守无菌操作，保持实验用液和器材的无菌，注意更换吸管，以防止沾染影响实验的准确性。

　　（3）实验组序应按本规范所列排列。

八、思考题

　　鉴定实验中，第 2 组无菌生长该如何判定。

附

　　1. 稀释液　本规范中的稀释液包括：胰蛋白胨生理盐水溶液（TPS）、磷酸盐缓冲液（PBS，0.03mol/L，pH 7.2）、中和剂溶液、标准硬水（硬度 342mg/L）、生理盐水等。

　　（1）胰蛋白胨生理盐水溶液（TPS）

　　1）成分：

胰蛋白胨	1.0g
氯化钠	8.5g

　　2）制法：先用 900ml 以上蒸馏水溶解，并调节 pH 在 7.0±0.2（20℃），最终用蒸馏水加至 1000ml，分装后，经 121℃高压蒸汽灭菌 15min 后使用。

　　（2）磷酸盐缓冲液（PBS，0.03mol/L，pH7.2）

1）成分：

无水磷酸氢二钠	2.83g
磷酸二氢钾	1.36g
蒸馏水加至	1000ml

2）制法：将各成分加入到 1000ml 蒸馏水中，待完全溶解后，调 pH 至 7.2，于 121℃高压蒸汽灭菌 20min 备用。

（3）标准硬水（硬度 342mg/L）

1）成分：

氯化钙（$CaCl_2$）	0.304g
氯化镁（$MgCl_2·6H_2O$）	0.139g
蒸馏水加至	1000ml

2）制法：将各成分加入到 1000ml 蒸馏水中，待完全溶解后，于 121℃高压蒸汽灭菌 20min 备用。

（4）生理盐水

1）成分：

氯化钠	8.5g
蒸馏水加至	1000ml

2）制法：将氯化钠加入到 1000ml 蒸馏水中，待完全溶解后，于 121℃高压蒸汽灭菌 20min 备用。

2. 革兰氏染色液

（1）第 1 液：结晶紫溶液

结晶紫乙醇饱和溶液	100ml
结晶紫	4～8g
95%乙醇溶液	100ml
1%草酸铵溶液	80ml
草酸铵	0.8g
蒸馏水	80ml

（2）第 2 液：卢戈碘液

碘化钾	2g
碘	1g
蒸馏水	200ml

（3）第 3 液：脱色剂

1）95%乙醇溶液

2）丙酮乙醇溶液	100ml
95%乙醇溶液	70ml
丙酮	30ml

（4）第 4 液：稀释石炭酸复红液

碱性复红乙醇饱和溶液	10ml
碱性复红	5～10g
5%石炭酸溶液	90ml
蒸馏水	900ml

3. 有机干扰物

（1）成分：

牛血清白蛋白	30g 或 3g
蒸馏水	1000ml

（2）制法：溶解后用微孔滤膜（孔径为 0.45μm）滤过除菌，冰箱保存备用。

4. 营养琼脂培养基

（1）成分：

蛋白胨	10g

牛肉膏	5g
氯化钠	5g
琼脂	15g
蒸馏水	1000ml

（2）制法：除琼脂外其他成分溶解于蒸馏水中，调 pH 至 7.2～7.4，加入琼脂，加热溶解，分装，于 121℃高压蒸汽灭菌 20min 备用。

5. 营养肉汤培养基

（1）成分：

蛋白胨	10g
牛肉膏	5g
氯化钠	5g
蒸馏水	1000ml

（2）制法：将各成分溶解于蒸馏水中，调 pH 至 7.2～7.4，分装，于 121℃高压蒸汽灭菌 20min 备用。

6. 胰蛋白胨大豆肉汤培养基（TSB）

（1）成分：

胰蛋白胨	1.5%（g/100ml）
大豆蛋白胨	0.5%（g/100ml）
氯化钠	0.5%（g/100ml）

（2）制法：用蒸馏水配制而成，调节 pH 为 7.2±0.2，经 121℃高压蒸汽灭菌后使用。

7. 胰蛋白胨大豆琼脂培养基（TSA）

（1）成分：

胰蛋白胨	1.5%（g/100ml）
大豆蛋白胨	0.5%（g/100ml）
氯化钠	0.5%（g/100ml）
琼脂	1.6%（g/100ml）

（2）制法：用蒸馏水配制而成，调节 pH 为 7.2±0.2，经 121℃高压蒸汽灭菌后使用。

（王凯娟　宋春花）

实验二十二 消毒剂悬液定量杀菌实验

一、目　的

（1）在实验室内验证消毒剂对悬液中或载体上细菌繁殖体和细菌芽孢的消毒效果。
（2）掌握消毒剂悬液定量实验的概念与适用对象。
（3）熟悉消毒剂悬液定量杀菌实验的基本操作过程。
（4）了解有机干扰物的作用。

二、基 本 原 理

消毒实验是测定受消毒因子作用后，样本残存微生物数量的实验方法，以杀灭率表示结果。用于对消毒剂杀灭效果的评价。

三、器材和试剂

1. 器材

（1）TSA 培养基：见本实验后附。
（2）含中和剂的胰蛋白胨大豆肉汤培养基（中和剂 TSB），中和剂经鉴定合格。
（3）刻度吸管（1.0ml、5.0ml）。
（4）恒温水浴箱。
（5）恒温培养箱。
（6）电动混匀器。
（7）秒表等。

2. 试剂

（1）实验菌液：按实验二十一所示方法制备的金黄色葡萄球菌、大肠埃希氏菌、铜绿假单胞菌和枯草杆菌黑色变种芽孢悬液或菌片。对特定用途或实验特殊需要，可准备相应其他菌种的悬液或菌片。
（2）消毒剂溶液除有特殊规定者外，应使用无菌硬水配制。消毒剂溶液浓度应以所含有效成分为准。例如，含氯消毒剂以所含有效氯浓度为准，碘伏以所含有效碘为准，过氧乙酸以所含过氧乙酸量为准，复方消毒剂浓度以主要杀菌有效成分含量为准。各组消毒剂溶液有效成分浓度的计算，应以实验菌与消毒剂的混合液中有效成分的最终浓度（作用浓度）为准。
（3）去除残留消毒剂的中和剂或设备（经鉴定实验证实合格的中和剂或有关器材）。
（4）消毒剂稀释用标准硬水：见本实验后附。
（5）有机干扰物质：悬液实验和载体实验用牛血清白蛋白溶液模拟消毒对象可能存在的有机物。对用于经过清洗或较清洁的消毒对象的消毒剂，有机干扰物牛血清白蛋白的浓度为 0.3%；对用于不经过清洗或较脏的消毒对象的消毒剂，有机干扰物牛血清白蛋白的浓度为 3.0%。有机干扰物的配制方法见本实验后附。

四、操 作 步 骤

（一）实验分组

1. 实验组　按测试目的有两种选择。

（1）第一种适用于消毒产品鉴定。根据使用说明书，选定实验菌和一个消毒剂浓度（即产品使用说明书中指定的最低浓度）及 3 个作用时间（说明书指定的最短作用时间，指定最短作用时间的 0.5 倍，指定最短作用时间的 1.5 倍。如说明书指定最短作用时间为 20min，则 3 个作用时间应分别为 10min、20min 和 30min）进行实验。

（2）第二种适用于消毒产品监督机构日常监测。根据所试菌种和消毒剂对该菌的杀灭能力，选定一株抗力较强的菌和一个消毒剂浓度（即产品使用说明书中指定的最低浓度）及 1 个作用时间（说明书指定最短作用时间）进行实验。

2. 阳性对照组　根据各种实验的规定，用标准硬水代替消毒剂溶液，按上述同样的步骤进行实验。所得结果代表实验体系中的菌液浓度，以其作为对照组活菌浓度。

（二）悬液定量杀菌实验操作程序

（1）配制实验用菌悬液，使其浓度为 $1 \times 10^8 \sim 5 \times 10^8$ CFU/ml（回收菌落数为 $1 \times 10^7 \sim 5 \times 10^7$ CFU/ml）。

（2）按照产品说明书要求配制消毒液。无特殊说明者，一律使用无菌硬水配制，配制的浓度为待测浓度的 1.25 倍（如要评价的消毒液浓度为 200mg/L，则应配制的浓度为 250mg/L），置 20℃±1℃水浴备用。

（3）取消毒实验用无菌试管，先加入 0.5ml 实验用菌悬液，再加入 0.5ml 有机干扰物质，混匀，置 20℃±1℃水浴中 5min 后，用无菌吸管吸取上述浓度消毒液 4.0ml 注入其中，迅速混匀并立即计时。

（4）待实验菌与消毒剂相互作用至各预定时间，分别吸取 0.5ml 实验菌与消毒剂混合液加于 4.5ml 中和剂中，混匀。

（5）各管实验菌与消毒剂混合液经加中和剂作用 10min 后，分别吸取 1.0ml 样液，按活菌培养计数方法测定存活菌数，每管样液接种 2 个平皿。如平板上生长的菌落数较多时，可进行系列 10 倍稀释后，再进行活菌培养计数。

（6）同时用标准硬水代替消毒液，进行平行实验，作为阳性对照。

（7）所有实验样本均在 37℃恒温培养箱中培养，对细菌繁殖体培养 48h 观察最终结果；对细菌芽孢需培养 72h 观察最终结果。

（8）实验重复 3 次，计算各组的活菌浓度（CFU/ml），并换算为对数值（N），然后按下式计算杀灭对数值：

杀灭对数值（KL）=对照组平均活菌浓度的对数值（No）-试验组活菌浓度对数值（Nx）

计算杀灭对数值时，取小数点后两位值，可以进行数字修约。但是，如果消毒试验组消毒处理后平均生长菌落数小于 1 时，其杀灭对数值（KL）大于等于对照组平均活菌浓度的对数值（No）（即 KL≥No）。

五、结果判定

（1）产品监督检验，在产品说明书指定的最低浓度与最短作用时间，重复实验 3 次。悬液定量杀灭实验中，各次的杀灭对数值均≥5.00，判定为消毒合格。

（2）产品申报卫生许可检验中，要求在产品说明书指定的浓度与 3 个作用时间，重复实验 3 次。在产品指定最低浓度与最短作用时间，以及最短作用时间的 1.5 倍时，要求悬液定量杀灭实验中各次的杀灭对数均≥5.00。在产品指定浓度与最短作用时间的 0.5 倍时，可允许对不同细菌或在部分重复次数中，出现不合格结果。

（3）报告中应将各次实验的结果全部以表格的形式列出。阳性对照组应列出各次实验菌浓度及平均实验菌浓度。实验组应列出杀灭对数值，如杀灭对数值大于 5.00 时，应表示为≥5.00，而不必列出具体的数字；杀灭对数值小于 5.00 时，应列出具体的数字（如 2.58，4.65）。

六、注 意 事 项

（1）在杀菌实验中，每次均应设置阳性对照。

（2）实验中所使用的中和剂、稀释液和培养基等，各批次均应进行无菌检查，发现有菌生长，则全部实验需换用未污染试剂或培养基重做。

（3）悬液定量杀菌实验时，有机干扰物质一般采用 3.0%牛血清白蛋白储存溶液，在消毒体系中稀释 10 倍（含量为 0.3%），进行消毒实验。如果某消毒剂使用说明书中指定，其产品只用于清洁物品或器械的消毒或只用于冲洗浸泡消毒，可采用 0.3%牛血清白蛋白储存溶液，在消毒体系中稀释 10 倍（含量为 0.03%），进行消毒实验。

七、思 考 题

悬液定量杀菌实验时，哪些原因能导致染菌？

附

1. 胰蛋白胨大豆琼脂培养基（TSA）

（1）成分：

胰蛋白胨	1.5%（g/100ml）
大豆蛋白胨	0.5%（g/100ml）
氯化钠	0.5%（g/100ml）
琼脂	1.6%（g/100ml）

（2）制法：用蒸馏水配制而成，调节 pH 为 7.2±0.2，经 121℃高压蒸汽灭菌后使用。

2. 标准硬水（硬度 342mg/L）

（1）成分：

氯化钙（$CaCl_2$）	0.304g
氯化镁（$MgCl_2 \cdot 6H_2O$）	0.139g
蒸馏水加至	1000ml

（2）制法：将各成分加入到 1000ml 蒸馏水中，待完全溶解后，于 121℃高压蒸汽灭菌 20min 备用。

3. 有机干扰物

（1）成分：

牛血清白蛋白	30g 或 3g
蒸馏水	1000ml

（2）制法：溶解后用微孔滤膜（孔径为 0.45μm）滤过除菌，冰箱保存备用。

（王凯娟　宋春花）

实验二十三　使用中消毒液污染菌含量测定

一、目　　的

（1）使用中的灭菌消毒液必须无细菌生长，对使用中消毒液污染菌含量进行测定，鉴定消毒产品。

（2）掌握本实验的操作过程。

二、基 本 原 理

对使用中的消毒液进行细菌培养并计数菌落来测定污染菌含量。

三、器 材 和 试 剂

1. 器材　无菌吸管、灭菌平皿、灭菌试管、恒温培养箱、酒精灯等。

2. 试剂　普通营养琼脂、被检消毒液、中和剂等。

四、操 作 步 骤

1. 涂抹法　用无菌吸管吸取消毒液 1.0ml，加入 9.0ml 含有相应中和剂的采样管内混匀，用无菌吸管吸取上述溶液 0.2ml，滴于干燥普通琼脂平板，涂抹均匀。每份样品同时做 2 个平行样，一平板置 20℃培养 7 日，观察霉菌生长情况，另一个平板置 35℃温箱培养 72h 记数菌落数。

2. 倾注法　用无菌吸管吸取消毒液 1.0ml，加入 9.0ml 含有相应中和剂的采样管内混匀，用无菌吸管吸取上述溶液 0.5ml，加入平皿，倾注已熔化并保温在 43～45℃的营养琼脂 15～20ml，立即混匀，每份样品同时做 2 个平行样，待琼脂凝固，一平板置 20℃培养 7 日，观察霉菌生长情况，另一个平板置 35℃温箱培养 72h，记数菌落数。

五、测 定 结 果 记 录

1. 涂抹法　消毒液染菌量（CFU/ml）=每个平板上的菌落数×50。

2. 倾注法　消毒液染菌量（CFU/ml）=每个平板上的菌落数×20。

六、结 果 分 析 与 报 告

（1）使用中灭菌用消毒液：无菌生长。

（2）使用中皮肤黏膜消毒液染菌量 ≤10CFU/ml。

（3）其他使用中消毒液染菌量 ≤100CFU/ml。

七、注 意 事 项

（1）采样后 1h 内检测。

（2）不同的消毒剂采用不同的中和剂中和。

八、思 考 题

有哪些原因可导致使用中消毒液染菌?

附

普通营养琼脂培养基

（1）成分：

蛋白胨	10.00g
牛肉膏	3.00g
氯化钠	5.00g
琼脂	15.00g
蒸馏水	1000ml

（2）制法：除琼脂外，其他成分溶解于蒸馏水中，调 pH 至 7.2～7.4，加入琼脂后加热溶解，过滤分装，经 121℃高压蒸汽灭菌 30min，灭菌后备用。

（王凯娟 宋春花）

实验二十四　物体表面紫外线消毒效果评价

一、目　的

（1）对紫外线直接照射到的物体表面消毒效果进行评价。

（2）掌握本实验基本原理和操作过程。

二、基 本 原 理

紫外灯的消毒效果与紫外灯的辐射强度和照射剂量呈正相关。辐射强度随灯距离增加而降低。辐射强度一定时，照射剂量和照射时间成正比，因此可用物理学指标的检测方法对物体表面消毒效果进行评价，另外还可用活菌计数的生物学检测方法评价。

三、器 材 和 试 剂

（1）指示菌：大肠埃希氏菌（ATCC25922），枯草杆菌黑色变种芽孢（ATCC9372）。

（2）普通 30W 直管型紫外线灯。

（3）紫外线强度测定仪。

（4）载体：根据需要及实验目的选用经脱脂处理 0.5cm×1.0cm 大小的布片、纸片、玻片、橡胶片、塑料片、不锈钢片和铝片。

四、操 作 步 骤

（一）物理学指标

（1）在电压 220V 时，普通 30W 直管型紫外线灯，在室温为 20～25℃的使用情况下，253.7nm 紫外线辐射强度（垂直 1m 处）应≥70μW/cm²。

（2）在电压 220V 时，高强度紫外线灯，在室温为 20～25℃的使用情况下，253.7nm 紫外线辐射强度（垂直 1m 处）应≥200μW/cm²。

（3）照射剂量按下式计算：

$$剂量（μW·s/cm^2）=强度（μW/cm^2）×时间（s）$$

（二）物理学检测方法

（1）灯管的紫外线强度（μW/cm²）用中心波长为 253.7nm 的紫外线强度测定仪（标定有效期内），在灯管垂直位置 1m 处测定。

（2）在实际应用中消毒表面的照射强度应以灯管与消毒对象的实际距离测定。

（3）表面消毒接受的照射剂量，应达杀灭目标微生物所需。对大肠埃希氏菌，照射剂量应达到 20 000μW·s/cm²，对枯草杆菌黑色变种芽孢应达到 100 000μW·s/cm²。

（三）生物学检测方法

（1）开启紫外线灯 5min 后，将 8 个染菌玻片平放于灭菌器皿中，水平放于适当距离照射，于 4 个不同间隔时间各取出 2 个染菌玻片，分别投入 2 个盛有 5ml 洗脱液（1%吐温 80，1%蛋白胨生理盐水）试管中，振打 80 次。

（2）经适当稀释后，取 0.5ml 洗脱液，作平板倾注，每个染菌玻片接种两个平皿，放 37℃

培养 48h 作活菌计数。

（3）阳性对照，取 2 个染菌玻片分别投入 2 个盛有 5ml 洗脱液中振打 80 次，除不作照射处理外，适当稀释后，取 0.5ml 洗脱液，做平板倾注，每个染菌玻片接种 2 个平皿，放 37℃培养 48h 作活菌计数。

五、测定结果记录

计算杀灭率：

$$杀灭率(\%) = \frac{阳性对照回收菌数 - 实验组回收菌数}{阳性对照回收菌数} \times 100\%$$

六、结果分析与报告

判定标准：

（1）对指示菌杀灭率≥99.9%判为消毒合格。

（2）达物理学检测标准时，作为消毒合格的参考标准。

七、注意事项

每次实验均应设阳性对照。

八、思考题

实验中，使用紫外灯灭菌时需要注意什么？

（王凯娟　宋春花）

实验二十五　鼠伤寒沙门菌/哺乳动物微粒体酶实验（Ames 实验）

一、目　　的

（1）掌握 Ames 实验的基本原理和意义。
（2）熟悉 Ames 实验常用菌株的检测应用对象。
（3）熟悉 Ames 实验平皿掺入法、点试法的全部过程和具体操作方法。
（4）了解正式实验之前开展菌株鉴定的意义。

二、基 本 原 理

人类接触的天然与化学合成的物质数以万计，它们是否具有致突变、致癌性，无法用传统的动物学实验逐一加以验证。迫切需要建立一些初步筛检环境致突变物（mutagen）、致癌物（carcinogen）的快速、短期的生物学实验。在此方面，微生物是获得广泛应用的材料之一。1975年美国加利福尼亚大学 Ames 教授等经过十几年探索，正式发表一种利用微生物测试致突变性方法，也称 Ames 致突变实验。它是检测微生物 DNA 碱基序列在外来化合物作用下是否发生改变即基因突变的一种方法。Ames 实验是目前国内外较为公认的快速初步筛检环境中致突变物方法之一。我国在食品、新药研发、化妆品、农药等毒理学实验中均引入了 Ames 实验为国家标准检测方法。

Ames 实验是利用鼠伤寒沙门菌的组氨酸营养缺陷型菌株（his⁻）发生回复突变的性能来检测某些物质的致突变性，属回复突变检测体系。实验时使用一系列 his⁻测试菌株，当培养基中无组氨酸时，测试菌株便不能生长，但当受到致突变物作用后，在菌株遗传物质的特定座位发生基因回复突变而成为野生型（his⁺），此时培养基中虽不含组氨酸，测试菌株亦能生长并形成菌落。本实验是通过加入待测物后，在不含组氨酸的培养基上长出的回复突变菌落数目来推断待测物的致突变性。

此外，在实验中加入 S-9 混合液（哺乳动物肝微粒体酶体外活化系统），可使一些需要代谢激活的受试物得以活化，进一步甄别其活化物是否具有致突变性，从而提高阳性物的检出率。

三、器材和试剂

1. 器材　平皿（9cm）、小试管（13mm×100mm）、三角烧瓶、量筒、吸管、称量瓶、高压蒸汽灭菌器、干热灭菌器、培养箱、冰箱、恒温摇床、混匀器、分析天平、分光光度计、定量加样器、紫外光灯等。

2. 药品试剂　牛肉膏、蛋白胨、NaCl、枸橼酸、$MgSO_4 \cdot 7H_2O$、K_2HPO_4、$NaNH_4HPO_4 \cdot 4H_2O$、葡萄糖、L-组氨酸、D-生物素、琼脂、辅酶Ⅱ（NADP）、葡萄糖-6-磷酸（G-6-P）、$MgCl_2 \cdot 6H_2O$、KCl、Na_2HPO_4、$NaH_2PO_4 \cdot H_2O$、结晶紫、氨苄青霉素、四环素、蒸馏水等，所有化学试剂要求至少为分析纯。

3. 菌株　本实验推荐使用菌株为：TA98、TA100、TA97、TA102，其中 TA98、TA100 最为常用。凡用于实验的测试菌株，均需首先经几项主要性状的鉴定，如组氨酸营养缺陷型、深粗糙型、R 因子、*uvrB* 鉴定及自发回变测定（表 25-1）。对于 TA102 菌株还需进行 pAQ1 质粒的鉴定。经鉴定各测试菌株的遗传性状符合要求后，方可用于正式实验。

表 25-1　各测试菌株的主要性状

测试菌株	组氨酸基因突变	脂多糖屏障	DNA 修复	R 因子	pAQ1 质粒	自发回变菌落数/皿
TA98	His⁻	rfa	ΔuvrB	+R	—	30～50
TA100	His⁻	rfa	ΔuvrB	+R	—	120～200
TA97	His⁻	rfa	ΔuvrB	+R	—	90～180
TA102	His⁻	rfa	+	+R	+	240～320

4. 待测物　将待测物配制成不同浓度溶液，通常设三个或三个以上浓度。根据待测物的情况，每 0.1ml 待测液中可含百分之几微克至上千微克，但最高不能超过该物的抑菌浓度。能溶于水的物质可用无菌蒸馏水配制；不溶或者难溶于水的样品可用二甲基亚砜（DMSO，光谱纯或者分析纯）作为待测液的溶剂；对于既不溶于水又不溶于二甲基亚砜的样品，可选用 95% 的乙醇、丙酮、甲酰胺、乙腈、四氢呋喃等作为配制待测液的溶剂。待测液配好后，标记清楚，置冰箱密封避光保存备用。

5. 阳性对照物（验证性致突变物）　原则上要求所用阳性物应易获得、具代表性并对人体的毒性较低。本实验推荐使用的阳性对照物详见表 25-2、表 25-3。

表 25-2　掺入法中使用的阳性物*

阳性物	浓度（μg/0.1ml）	S-9	实验菌株（回变 CFU/皿）			
			TA97	TA98	TA100	TA102
道诺霉素	6.0	—	124	3123	47	592
NaN₃	1.5	—	76	3	3000	188
丝裂霉素	0.5	—	抑菌	抑菌	抑菌	2772
敌克松	50	—	2688	1198	183	895
6-MP	200	—		—	+	
环磷酰胺	200	+		—	+	
2-AF	20	+	337	143	937	255

*表中每皿回变菌落数仅供参考。

表 25-3　点试法中使用的阳性物

阳性物	浓度（μg/10μl）	S-9	实验菌株			
			TA97	TA98	TA100	TA102
道诺霉素	5.0	—		+	—	++
NaN₃	1.0	—		±	++++	—
丝裂霉素	2.5	—	抑菌	抑菌	抑菌	+++
敌克松	50.0	—	++++	+++	++	+++
6-MP	80.0	—		—	+	
环磷酰胺	80.4	+		—	+	
2-AF	20.0	+	++	++++	+++	+

6. 肝微粒体酶系（S-9 上清液）**及 S-9 混合液的制备**

（1）诱导：选健康的成年雄性大鼠若干只，每只体重约 200g。按 500mg/kg 一次腹腔注射多氯联苯（或进口 Aroclor1254）。注射液用玉米油配制，浓度为 200mg/ml。注射后第 5 天断头杀鼠，杀鼠前 12h 应禁食（可饮水）。

（2）制备肝匀浆：下述操作中所用器皿及溶液均需经 121℃高压蒸汽灭菌 20min，各步操作要求在 0～4℃条件下进行。取无菌烧杯，加入一定体积的新鲜的冷 0.15mol/L KCl 溶液（每只鼠肝加 15ml）称重。将大鼠断头处死，以无菌操作取肝，放入该烧杯中，称重，计算湿肝重。然后再用冷的新鲜的 0.15mol/L KCl 溶液洗涤 3 次，最后加入 3 倍体积的 0.15mol/L 的 KCl（3ml/g 湿肝），用无菌剪刀剪碎，置适量碎肝片于无菌玻璃匀浆器内制成肝匀浆。

（3）制备 S-9 上清液：肝匀浆经离心（9000g）20min，取离心上清液分装小安瓿中，每支定量装入 1～2ml，保存于−80℃低温冰箱或液氮中，此即 S-9 上清液。使用前在室温下溶解，置冰中保存，再按下法配制 S-9 混合液。

（4）配制 S-9 混合液：每 50ml S-9 混合液由下列内容物组成（表 25-4）。

表 25-4　S-9 混合液配方

组分	每 50ml S-9 混合液	
	标准 S-9 混合液（ml）	高浓度 S-9 混合液（ml）
大鼠肝 S-9 上清液	2.0（4%）	5.0（10%）
1.65mol/L KCl＋0.4mol/L MgCl₂ 盐溶液	1.0	1.0
1mol/L 葡萄糖-6-磷酸	0.25	0.25
0.1mol/L NADP（辅酶Ⅱ）	2.0	2.0
0.2mol/L 磷酸缓冲液（pH 7.4）	25.0	25.0
无菌蒸馏水	19.7	16.75

配制 S-9 混合液前，可预先将表中各组分配制成储备液。0.1mol/L 的 NADP 及 1mol/L 的葡萄糖-6-磷酸在配好后可用 0.22μm 滤膜过滤除菌，也可直接在已灭菌的具塞试管内用无菌蒸馏水配制，不需过滤。用蒸馏水配制 1.65mol/L KCl＋0.4mol/L MgCl₂ 盐溶液（一种溶液中含有此两种盐）及 0.2mol/L 磷酸缓冲液（每 500ml 缓冲液由 60ml 0.2mol/L 的 NaH₂PO₄·H₂O 和 440ml 的 0.2mol/L Na₂HPO₄ 组成）。分别经 121℃高压蒸汽灭菌 20min，普通冰箱储存备用。取无菌三角烧瓶置于冰浴中，按照表 25-4 内所列顺序由下到上依次混合各组分，整个操作过程要求在无菌、低温（0℃）下进行。S-9 混合液应现配现用，用后剩余部分弃掉。

S-9 上清液的适宜用量：S-9 混合液中的 S-9 上清液用量过多或过少都会降低间接致突变物活性的表现。常规筛检实验中，首先使用标准 S-9 混合液，如在此情况下样品实验结果仍为阴性，则应增加 S-9 上清液的用量，配成高浓度的 S-9 混合液重新进行实验。

四、操 作 步 骤

1. 实验菌液的准备　用无菌小勺刮取适量的冻干菌种或直接由母板挑取适量的菌落接种于 10ml 营养肉汤中（增菌肉汤用 50ml 三角瓶盛）。接种后的培养液在 37℃下振摇（120r/min）培养 10～12h，菌液浓度此时要求达到（1～2）×10⁹/ml。菌液浓度的判断可参照多次活菌计数及在 650nm 波长下测其透光率，以透光率作为菌液浓度参数。实验菌液符合要求后应尽快投入实验。

2. 致突变性实验

（1）掺入法：先在实验皿上做好标记，每种菌株每一测试浓度应设立三皿平行。取熔化并保温于 45℃水浴中的表层培养基一管，依次加入如下各成分：实验菌液 0.1ml、S-9 混合液 0.5ml、待测液 0.1ml，在电动混匀器上充分混匀约 3s 后，将其迅速倾倒在底层培养基上，使表层培养基均匀铺于底基上，置水平台上待凝。以上整个操作过程要求在 20s 内完成，注意避光。待充分冷凝后置 37℃温箱培养 48h 后观察结果。测试未知样品应在±S-9 条件下同时进行。

（2）预培养法（preincubation assay），是将受检物、菌液和必要时加上 S9 混匀后，先在 37℃ 水浴中温育 20～30min，然后加入 2ml 表层培养基中，其他步骤同平皿掺入法。一些不易被普通平皿掺入法检出的致突变物如偶氮苯染料、二甲基亚硝胺等，可通过此法得到阳性结果。

（3）点试法：标记实验平皿，取熔化后并保温在 45℃ 水浴之表层培养基一管，依次加入 0.1ml 实验菌液、0.5ml S-9 混合液，充分混匀，平铺于底层培养基上，待凝。用直径 6mm 的无菌滤纸片蘸取 10μl 左右的待测液，轻轻放于已凝固的表层琼脂上，每皿可放滤纸片 1～5 张。37℃ 培养 48h 后观察结果。

3. 对照 每次实验均应设置自发回变、阳性及阴性对照。自发回变是指在表层培养基中不加待测液，只加实验菌液、±S-9 混合液条件下每皿回变菌落数；阴性对照物为配制待测样品所用的溶液；阳性对照是在实验平皿中加入已知的致突变物，以考察实验的敏感性与可靠性。

五、测定结果记录与评价

1. 掺入法结果 准确计数实验平皿上的回变菌落数目，计算每组数据的均数，并以"回变菌落均数±标准差"来表示结果（表 25-5）。

表 25-5　Ames 实验结果记录

名称	剂量 μg/皿	实验菌株							
		TA97		TA98		TA100		TA102	
		−S-9	+S-9	−S-9	+S-9	−S-9	+S-9	−S-9	+S-9
受试物									
空白对照									
溶剂对照									
自发回变									

续表

名称	剂量 µg/皿	实验菌株							
		TA97		TA98		TA100		TA102	
		−S-9	+S-9	−S-9	+S-9	−S-9	+S-9	−S-9	+S-9
叠氮化钠		—	—	—	—	—	—	—	—
		—	—	—	—	—	—	—	—
		—	—	—	—	—	—	—	—
敌克松		—	—	—	—	—	—	—	—
		—	—	—	—	—	—	—	—
		—	—	—	—	—	—	—	—
2-氨基芴		—	—	—	—	—	—	—	—
		—	—	—	—	—	—	—	—
		—	—	—	—	—	—	—	—
1,8-二羟蒽醌		—	—	—	—	—	—	—	—
		—	—	—	—	—	—	—	—
		—	—	—	—	—	—	—	—

凡诱变菌落均数为自发回变菌落均数的 2 倍或 2 倍以上且有一定的剂量反应关系者，即认为该待测物 Ames 实验阳性，为致突变物。也可用突变率（MR=Rt/Rc）表示之：

$$突变率（MR）= \frac{诱变菌落均数／皿(Rt)}{自发回变菌落均数／皿(Rc)}$$

只有当 MR＞2 时，才认为 Ames 实验阳性。对于纯化学待测物，当实验浓度达 500µg/皿（或对测试菌株最大无抑制作用剂量）仍未见阳性结果时，便可报告该待测物为 Ames 实验阴性。

对于阳性结果的化合物，其实验结果数据要经统计分析（计算剂量与回变菌落均数之间的相关系数，并进行相关显著性检验），确证具有可重复的剂量反应关系，方能最后确认其为阳性。

2. 点试法结果　凡在点样纸片周围长出一圈密集可见的 his⁺ 回变菌落者，即可初步认为该待测物为致突变物。如仅在平板上出现少数的散在菌落则为阴性。

无论是掺入法还是点试法，在观察结果时，一定要见到实验平皿琼脂表面 his⁺ 回变菌落下有一层菌苔作为背衬，方确认为 his⁺ 回变菌落。该菌苔系 his⁻ 菌株利用表层培养基中所含的微量组氨酸生长分裂数次后所形成的。这种生长对产生诱变作用是必要的。

六、附　　注

1. 菌株性状鉴定

（1）组氨酸营养缺陷性（his⁻）鉴定：his⁻菌株只能在含有组氨酸的培养基上生长，而在无组氨酸的培养基上不能生长。

方法：取两组底层琼脂平皿，每皿琼脂表面涂加 0.5mmol/L D-生物素溶液 0.1ml。一组作为实验组，另一组作为对照组，在实验组琼脂表面每皿涂加 0.1mol/L 的组氨酸溶液 0.1ml；对照组仅涂有 D-生物素，不含组氨酸。用棉签蘸取适量实验菌液（不宜过多）在两组平皿上分别划线。37℃培养 24~48h，观察结果。

（2）深粗糙型（*rfa*）鉴定：具 *rfa* 突变的细菌，菌体表面的脂多糖屏障已被破坏，因此一些大分子物质可穿过细胞壁而进入菌体内并抑制其生长，而野生型菌株则不受影响。

方法：于营养肉汤琼脂平板上加入含 0.1ml 菌液（菌数为 10^8 个）的表层培养基，平铺、待凝固后放一直径为 6mm、浸有 10μl 结晶紫（浓度 1mg/ml）的圆滤纸片，37℃培养 12h 后观察结果。如纸片周围出现一清晰的抑菌圈，直径大于 14mm 者，即具有 *rfa* 突变。

（3）*uvrB* 基因缺失鉴定：*uvrB* 缺失可提高菌株的敏感性，该性状较稳定，一般不易丢失。

方法：用棉签蘸取适量实验菌液在营养琼脂上来回划线。打开平皿盖，用硬纸片覆盖一半培养皿，在 15W 的紫外光灯下照射 8s，距离 33cm。37℃培养 12～24h，观察结果。具 *uvrB* 基因缺失的菌株经照射后不能生长，而覆盖部分仍可生长。

（4）R 因子鉴定：R 因子为抗药性质粒，具抗氨苄青霉素的特性，在培养基中加入抗生素，便可鉴别 R 因子是否存在，此性状较易丢失，故应经常鉴定。

方法：用棉签蘸取适量实验菌液，在氨苄青霉素母板表面划线，同一平板可鉴定若干菌株。用不含 R 因子的菌株作为对照，按同样方法划线，以检验氨苄青霉素的活性。37℃培养 24～48h，含 R 因子的菌株在划线部分可生长，而不含 R 因子的菌株则不能生长。

（5）pAQ1 质粒鉴定：TA102 菌株含有 R 因子和 pAQ1 两种质粒，具有抗氨苄青霉素和抗四环素两种特性，利用氨苄青霉素/四环素母板便可鉴定 pAQ1 质粒的存在。

方法：用棉签蘸取适量实验菌液在氨苄青霉素/四环素母板上划线，用具 R 因子的其他菌株作为鉴定四环素的抗性对照。37℃培养 24～48h，观察结果。合格的 TA102 菌株应能生长，而只含有 R 因子的对照菌株则不能生长。

（6）自发回变量测定：实验菌株在保藏或培养过程中，能以一定的频率产生自发回变，如自发回变数过高，说明菌种可能有变异，不宜采用。

方法：除实验时不加待测液之外，其他步骤均与掺入法相同。

2. 菌种保存法

（1）营养肉汤增菌（振摇培养 10～12h），使菌液浓度达（1～2）$\times 10^9$/ml，每毫升新鲜菌液加入 0.09ml 光谱纯的二甲基亚砜，混匀后无菌操作分装于玻璃小瓶或安瓿中，储存于－80℃冰箱，或火焰封口后浸入液氮中。一次应封存多瓶，以尽量减少传代转种次数。

（2）也可用脱脂牛奶作保护剂，将浓度为 10^9/ml 的实验菌液制成真空冷冻干燥菌种，此干种存于－80℃下，可保存 2 年而不失去活性。

3. 替代诱导剂　如果多氯联苯来源困难，可用苯巴比妥和 β-萘黄酮替代多氯联苯诱导大鼠肝脏肝微粒体酶系。

七、注意事项

安全措施与废弃物处理

（1）应有良好的、具通风换气设备的专门实验室。

（2）操作者必须注意个人安全防护，尽量减少接触污染物的机会。

（3）阳性废弃物的处理，原则上可参照放射性同位素废弃物处理方法进行。

（4）实验所用沙门菌株一般毒性较低，具有 R 因子者危害更小，但在洗涤带菌试管、平皿等之前，仍应经高压蒸汽灭菌。

八、思考题

（1）为什么通过 Ames 致突变实验，还可预测受试物可能的致癌性，致突变性与致癌性是同等性质吗？

（2）考察一个未知物的致突变性，只用本实验中一株菌，不加 S-9 能否说明问题，为什么？

附

1. 营养肉汤
（1）成分：

牛肉膏	0.5g
蛋白胨	1.0g
NaCl	0.5g
蒸馏水	100ml

（2）制法：用 2mol 的 NaOH 调 pH 至 7.2，121℃高压蒸汽灭菌 20min。用于制备实验菌液。

2. 营养琼脂
在上述营养肉汤中加 2%的琼脂即成，根据需要分装后经 121℃高压蒸汽灭菌 20min，冷至 50℃左右，倒入无菌平皿。用于菌种基因型（ rfa 、 $\Delta uvrB$ ）鉴定。

3. 底层培养基
（1）Vogel-Bonner 培养基 E：

$MgSO_4 \cdot 7H_2O$	0.2g
枸橼酸（ $C_6H_8O_7 \cdot H_2O$ ）	2.0g
K_2HPO_4	10.0g
磷酸氢铵钠（ $NaNH_4HPO_4 \cdot 4H_2O$ ）	3.5g
蒸馏水	200ml

121℃高压蒸汽灭菌 20min。

（2）葡萄糖（20%）：20g 葡萄糖加蒸馏水溶至 100ml，121℃高压蒸汽灭菌 30min。

（3）琼脂：15g 琼脂加蒸馏水 700ml 溶解后，121℃高压蒸汽灭菌 20min。

将（1）（2）（3）分开灭菌后，在 80℃左右时趁热混匀各组分，待降温至 55℃时倒入 9cm 无菌平皿，每皿倾入量为 22ml，水平放置，冷凝后用作实验菌株的基本营养盐琼脂。

4. 表层培养基
（1）成分：

琼脂	0.6g
NaCl	0.5g
蒸馏水	100ml

（2）制法：将上述各组分混合，加热溶解后再加入 10ml 的 0.5mmol/L L-组氨酸＋0.5mmol/L D-生物素混合液（1.22mg D-生物素、0.77mg L-组氨酸溶于 10ml 温热蒸馏水中即成），加热混匀后趁热用定量加样器分装入 13mm×100mm 小试管，每管加 2.5ml，121℃高压蒸汽灭菌 20min。用于样品致突变性实验。

5. 母板（氨苄青霉素平板和氨苄青霉素/四环素*平板）
（1）成分：

琼脂	15g
蒸馏水	680ml
维生素 B 培养基 E	200ml
20%葡萄糖	100ml
无菌 L-组氨酸·HCl·H₂O	10ml
（2g/400ml 蒸馏水）	
无菌 0.5mmol/L D-生物素	6ml
无菌氨苄青霉素溶液	3.15ml
（8mg/ml 0.02mol/L NaOH，过滤除菌）	
无菌四环素溶液	
（8mg/ml 0.02mol/L HCl，过滤除菌）	0.25ml

（2）制法：琼脂放入蒸馏水中，121℃高压蒸汽灭菌20min，趁热混入无菌的葡萄糖、维生素B培养基E和L-组氨酸溶液，混匀，冷至50℃左右，再加入无菌D-生物素及氨苄青霉素。对用于TA102菌株的平板，还应加入无菌四环素溶液，此平板在4℃下可保存2个月。倒好的平皿应及时接种，接种后37℃培养48h，置冰箱保存。TA102在此平板上仅可保存2周。

氨苄青霉素平板用于保存和鉴定具R因子的菌株；氨苄青霉素/四环素平板用于保存和鉴定TA102菌株的pAQ1质粒及R因子。

（谷康定）

实验二十六　发光细菌急性毒性实验

一、目　　的

（1）掌握发光细菌急性毒性实验的原理、意义、全部流程和具体操作方法。

（2）熟悉发光细菌急性毒性实验适用范围和毒性表征方式。

（3）了解发光细菌保存、使用的条件。

二、基　本　原　理

发光细菌是一类在正常生理条件下能够发出可见荧光的细菌,因含有荧光素、荧光酶、ATP 等发光要素,该类细菌在有氧条件下通过细胞内生化反应而产生微弱荧光。当细胞活性升高,处于对数生长期时,其 ATP 含量高,发光强度增强。

细菌发光的生物学机制:

$$FMNH_2+RCHO+O_2 \xrightarrow{\text{细菌荧光素酶}} FMN+H_2O+RCOOH+光$$

发光细菌利用还原型黄素单核苷酸（$FMNH_2$）、八碳以上长链脂肪醛为底物（RCHO）,在氧（O_2）的参与下,经细菌荧光素酶（LE）催化,细胞可发出波长为 420～670nm 的可见光。细菌生物发光受到发光基因（*lux*）及其操纵子的调控。

当环境条件不良或有毒物存在时,因为细菌荧光素酶活性或细胞呼吸受到抑制,发光能力受到影响而减弱,其减弱程度与毒物的毒性大小和浓度成一定比例关系。因此,通过灵敏的光电测定装置,检查在毒物作用下发光菌的光强度变化,可以评价待测物的毒性。

细菌生物发光抑制实验是国际标准化组织认可（ISO11348）并列为我国水质评价的国家标准方法:《水质-急性毒性测定-发光细菌法》（GB/T15441-1995）。

基于发光细菌相对发光度与水样毒性组分总浓度呈显著负相关（$P \leqslant 0.05$）,因而可通过生物发光光度计测定水样的相对发光度,以此表示其急性毒性水平。水质急性毒性水平可按选用相当的参比物氯化汞浓度（以 mg/L 为单位）来表征,或选用 EC_{50} 值（半数有效浓度,以样品液百分浓度为单位）来表征。

三、器材和试剂

1. 器材

（1）生物发光光度计:配置 2ml 或 5ml 测试管。

当氯化汞标准溶液浓度为 0.10mg/L 时,发光细菌的相对发光度为 50%,其误差不超过 ±10%。

（2）2ml 或 5ml 测试样品管（具标准磨口塞,为制造比色管的玻璃料制作,由专业玻璃仪器厂制造）,分别适用于相应型号的生物发光光度计。

（3）微量注射器:10μl。

（4）注射器:1ml。

（5）定量加液瓶:5ml。

（6）吸管:2ml、10ml、25ml。

（7）试剂瓶:100ml。

（8）量筒：100ml、500ml。

（9）棕色容量瓶：50ml、250ml、1000ml。

（10）半微量滴定管（配磨口试液瓶，全套仪器均为棕色）：10ml。

2. 试剂和材料

（1）氯化汞 $HgCl_2$。

（2）氯化钠 NaCl，化学纯。

（3）明亮发光杆菌 T_3 小种（*Photobacterium phosphoreum* T_3 spp.）冻干粉，安瓿瓶包装，每瓶 0.5g，在 2～5℃冰箱内有效保存期为 6 个月。新制备的发光细菌休眠细胞（冻干粉）密度不低于每克 800 万个细胞；当按步骤"四、3（4）"将冻干粉复苏 2min 后即发光（可在暗室内检验，肉眼可见微光），稀释成工作液后每毫升菌液不低于 1.6 万个细胞（5ml 测试管）或 2 万个细胞（2ml 测试管）（均为稀释平板法测定）。在生物发光光度计上测出的初始发光量应在 600～1900mV 之间，低于 600mV 允许将倍率调至"×2"档，高于 1900mV 允许将倍率调整至"×0.5"档。仍达不到标准者，更换冻干粉。

（4）氯化钠溶液，3g/100ml：氯化钠 3g 于玻璃容器内，用量筒加蒸馏水 100ml。此液为发光菌提供渗透压保护。

（5）氯化钠溶液，2g/100ml：氯化钠 2g，加蒸馏水 100ml 于试剂瓶内，2～5℃保存。此液用于溶解冻干菌剂。

（6）参比物氯化汞标准溶液：0.02mg/L、0.04mg/L、0.06mg/L、0.08mg/L、0.10mg/L、0.12mg/L、0.14mg/L、0.18mg/L、0.20mg/L、0.22mg/L、0.24mg/L。

（7）氯化汞母液，ρ=2000mg/L：1/万分析天平上，精确称量密封保存良好的无结晶水氯化汞 0.1000g 于 50ml 容量瓶中，用 3g/100ml 氯化钠溶液稀释至刻度，置 2～5℃冰箱备用，保存期 6 个月。

（8）氯化汞工作液，ρ=2mg/L：用移液管吸氯化汞 2000mg/L 母液 10ml 于 1000ml 容量瓶中，用 3g/100ml 氯化钠溶液定容。再用移液管吸取氯化汞 20mg/L 液 25ml 于 250ml 容量瓶中，用 3g/100ml 氯化钠溶液定容。将此液倒入配有半微量滴定管的试液瓶，然后用 3g/100ml 氯化钠溶液将氯化汞 2mg/L 溶液按表 26-1 稀释成系列浓度（一律采用 50ml 容量瓶）。氯化汞工作液保存期不能超过 24h，超过者务必重配。

表 26-1　氯化汞工作溶液稀释配制系列（在 50ml 容量瓶中）

加氯化汞（2mg/L）量（ml）	0.5	1.0	1.5	2.0	2.5	3.0	3.5	4.0	4.5	5.0	5.5	6.0
稀释定容后氯化汞浓度（mg/L）	0.02	0.04	0.06	0.08	0.10	0.12	0.14	0.16	0.18	0.20	0.22	0.24

四、操作步骤

1. 稀释样品液

（1）样品液测定前稀释的条件：样品液预实验是取事先加氯化钠至 3g/100ml 浓度的样品母液 2ml 装入样品管，并设一支 CK 管（氯化钠 3g/100ml 溶液），按以下步骤测定相对发光度。

1）若测得的样品，相对发光度低于 50% 乃至零，欲以 EC_{50} 表达结果，则需稀释。

2）若测得的样品，相对发光度在 1% 以上，欲以与相对发光度相当的氯化汞浓度表达结果，则不需稀释。

（2）样品液的稀释液：样品液的稀释液一律用蒸馏水，在定容前一律按构成氯化钠 3g/100ml 的浓度添加氯化汞或浓溶液（母液只能加固体）。

（3）样品液稀释浓度的选择

1) 预实验: 按对数系列将样品液稀释成五个浓度: 100%、10%、1%、0.1%、0.01%（其对数依次为 0、-1、-2、-3、-4），粗测一遍，看 1%~100% 相对发光度落在哪一浓度范围。

2) 正式实验: 在 1%~100% 相对发光度所落在的浓度范围内增配到 6~9 个浓度（若落在 0.1%~10% 之间，则应稀释成 0.1%、0.25%、0.5%、0.75%、1%、2.5%、5%、7.5%、10%; 若落在 1%~10% 之间，则应稀释成 1%、2%、4%、6%、8%、10%），再测一遍; 这 6~9 个浓度，也可通过查对数表，按等对数间距原则自行确定（若落在 1%~10% 之间，则应稀释成 10%、6.31%、3.98%、2.51%、1.58%、1.00%，其对数相应为 1.00、0.80、0.60、0.40、0.20、0.00，对数间距均为 0.2）。

2. 测定条件

（1）室温: 20~25℃。同一批样品在测定过程中要求温度波动不超过 ±1℃，且所有测试器皿及试剂、溶液测前 1h 均置于控温的测试室内。

（2）pH: 若需测定包括 pH 影响在内的急性毒性，不应调节待测样品 pH。若需测定排除 pH 影响在内的急性毒性，需在测定前将待测样品和 CK（氯化钠 3g/100ml）的 pH 调至下值: 主要含铜的水样为 4.5，主要含其他金属的水样为 5.4，主要含有机化合物的水样为 7.0。

（3）溶解氧: 本法只能测定包括溶解氧影响在内的急性毒性。

3. 测定步骤

（1）试管的排列: 于塑料或铁制试管架上按以下两种情况排列测试管。

1) 按操作步骤"稀释样品液"所述，样品母液相对发光度为 1% 以上者，如下排列:

左侧放参比物氯化汞系列浓度溶液管，右侧放样品管。前排放氯化汞溶液和样品管，后一排放对照（CK）管，后二排放 CK 预实验管。每管氯化汞或样品液均配一管 CK（氯化钠 3g/100ml 蒸馏水溶液）。设 3 次重复。每测一批样品，均需同时配制测定系列浓度氯化汞标准溶液（表 26-2）。

表 26-2 试管在试管架上的排列

后二排	CK 预试1	CK 预试2													
后一排	CK	CK	CK	CK	CK	CK	...	CK	CK	CK	CK	CK	CK	CK	...	CK
前排	0.02	0.02	0.02	0.04	0.04	0.04	...	0.24	样1	样1	样1	样2	样2	样2	...	样n
管群				氯化汞（mg/L）							样 品				

2) 按操作步骤"稀释样品液"所述，样品母液相对发光度为 50% 以下乃至零者，如下排列:

左侧仅放氯化汞 0.10mg/L 溶液管（作为检验发光细菌活性是否正常的参比物浓度，其反应 15min 后的相对发光度应在 50% 左右），右侧放样品稀释液管（从低浓度到高浓度依次排列）。其他同 1）。每测一批样品，均需同时配测氯化汞 0.10mg/L 溶液。

（2）加 3g/100ml 氯化钠溶液: 用 5ml 的定量加液瓶给每支 CK 管加 2ml 或 5ml 氯化钠 3g/100ml（据仪器型号而定）。

（3）加样品液: 用 2ml 或 5ml 吸管给每支样品管加 2ml 或 5ml 样品液［据"3（2）"而定］。每个样品号换一支吸管。

（4）发光细菌冻干菌剂复苏。

从冰箱冷藏室 2~5℃ 取出含有 0.5g 发光细菌冻干粉的安瓿瓶和氯化钠溶液，投入置有冰块 1~1.5L 保温瓶，用 1ml 注射器吸取 0.5ml 冷的氯化钠 2g/100ml（适用于 5ml 测试管）或 1ml 冷的 2.5% 氯化钠（适用于 2ml 测试管）注入已开口的冻干粉安瓿瓶，务必充分混匀。2min 后菌株即复苏发光（可在暗室内检验，肉眼可见微光）。备用。

（5）仪器的预热和调零：打开生物发光光度计电源，预热 15min，调零，备用。

（6）检验复苏发光细菌冻干粉质量：另取一空的 2ml 或 5ml 测试管加 2ml 或 5ml 氯化钠 3g/100ml，加 10μl 复苏发光菌液，盖上瓶塞，用手颠倒 5 次以达均匀。拔去瓶塞，将该管放入各自型号仪器测试舱内，若发光量立即显示（或经过 5～10min 上升到）600mV 以上，此瓶冻干粉可用于测试。菌液发光量先缓慢上升，持续 5～15min，后缓慢下降，约持续 4h。满 4h 的 CK 发光量应不低于 400mV，低于者更换冻干粉。

（7）给各测试管加复苏菌液：在发光菌液复苏稳定（约 0.5h）后，按"3（1）"所述，从左到右，按氯化汞或样品管（前）→ CK 管（后）→ 氯化汞或样品管（前）→ CK 管（后）…… 顺序，用 10μl 微量注射器（勿用定量加液器以减少误差）准确吸取 10μl 复苏菌液，逐一加入各管，盖上瓶塞，用手颠倒 5 次，拔去瓶塞，放回原位（每管加菌液间隔时间勿短于 30s）。每管在加菌液的当时务必精确计时，记录到秒，即为样品与发光菌反应起始时间。立即将此时间加 15min，记作各管反应终止（即应该读发光量）的时间。

（8）发光细菌与样品反应达到终止时间的读数：按各管原来加菌液的先后顺序，当某管达到记录的反应终止时间，在不加瓶塞的情况下，立即将测试管放入仪器测试舱，读出其发光量（以光信号转化的电信号-电压毫伏数表示）。

（9）有色样品测定干扰的校正

1）拿掉仪器样品舱上的黑色塑料管口。

2）取 2ml 测试管（直径 12mm）一支，加氯化钠 3g/100ml 溶液 2ml，将该管放进一装有少量氯化钠 3g/100ml 溶液的 5ml 管（直径 20mm）内，要使外管与内管的氯化钠 3g/100ml 液面平齐。此作 CK 管。

3）另取 2ml 测试管一支，加氯化钠 3g/100ml 溶液 2ml，放入另一装有少量有色待测样品液的 5ml 管内，要使外管与内管的氯化钠 3g/100ml 液面平齐。此作 CKc 管。

4）于 CK 和 CKc 二管的内管中同时加复苏发光菌液 10μl（注意：必须是本批样品测定所用同一瓶复苏菌液），立即计时到秒，等反应满 15min，迅速放入仪器测试舱，测定两支带有内管的 5ml 测试管的发光量。分别记下发光量 L_1（CK 管）和 L_2（CKc 管）。

5）计算因颜色引起的发光量（mV）校正值 $\Delta L = L_1 - L_2$。

6）按"3（7）"和"3（8）"所述常规步骤测试带色样品管及其 CK 管（氯化钠 3g/100ml 溶液）的发光量（mV）。所有 CK 管测得之发光量（mV）均须减去校正值 ΔL（mV）后才能作为 CK 发光量（mV）。

五、测试结果的表达

（1）计算样品相对发光度（%），并算出平均值：

相对发光度（%）=氯化汞管或样品管发光量（mV）/CK 管发光量（mV）×100

相对发光度（%）平均值=（重复 1）（%）+（重复 2）（%）+（重复 3）（%）/3

（2）符合"四、1（1）2"中样品母液相对发光度在 1%以上者，建立并检验氯化汞浓度（C）与其相对发光度（T）%均值的相关方程，也可以绘制关系曲线。

1）求出一元一次线性回归方程的 a（截距）、b（斜率、回归系数）和 r（相关系数），列出方程：

$$T = a + bC_{氯化汞}$$

查相关系数显著水平（P 值）表，检验所求 r 值的显著水平。若 $P \leqslant 0.01$，且 $EC_{50氯化汞}=0.10$mg/L ±0.02mg/L，则所求相关方程成立；反之，不能成立，必须重测系列氯化汞浓度的发光量。氯化汞溶液配制过夜者，必须重配后再测定。

2）也可以据建立的上述方程绘制关系曲线。即指定发光度为 10% 和 90%，代入上式，求出相应的二个氯化汞浓度，在常数坐标纸上，定出两点，画一直线，即为符合该方程的氯化汞浓度与相对发光度的关系曲线。

（3）符合"四、1（1）1"中样品母液相对发光度低于 50% 乃至零，欲以 EC_{50} 表示结果者，建立并检验样品稀释浓度（C）与其相对发光度（T）%均值的相关方程，绘制关系曲线。按"五、（2）"所述方法建立相关方程 $T=a+bC$ 样，并检验相关系数 r 显著水平（P 值）。若 $P \leq 0.05$，则所求相关方程成立；反之，不能成立，必须重测样品稀释系列浓度的发光量。

六、结果评价和报告

1. 用氯化汞浓度表达样品毒性

（1）适用的条件：符合条件（样品母液相对发光度 > 1%）并按"五、（2）"建立了合格（$P \leq 0.01$、$EC_{50 氯化汞}=0.10mg/L \pm 0.02mg/L$）的氯化汞浓度与其相对发光度相关方程者。

（2）表达方法

1）将测得的样品相对发光度，代入"五、（2）"的相关方程，求出与样品急性毒性相当的氯化汞浓度（一般用 mg/L）表示。

2）测试结果报告同时列举样品相对发光度及其相当的氯化汞浓度值。

（3）适用性：适用于相对发光度在 1% 以上，特别是 50% 以上（即不可能出现 EC_{50} 值）但低于 100%（即仍有中、低水平毒性）的样品毒性测定。

2. 用 EC_{50} 值表达样品毒性

（1）适用的条件：符合条件（样品母液相对发光度低于 50% 乃至零）并按"五、（1）"建立了合格（$P \leq 0.01$）的样品稀释液浓度与其相对发光度相关方程者。

（2）表达方法

1）将 $T=50$ 代入"五、（3）"建立的相关方程，求出样品的 EC_{50} 值。这里的 EC_{50} 值以样品的稀释浓度（一般用百分浓度）表示。

2）测试结果报告列举样品的 EC_{50} 值。

（3）适用性：适用于相对发光度在 50% 以下，特别是零（即毒性水平较高或很高）的样品毒性测定，后者无法以相当的氯化汞浓度表达毒性。

3. 测定记录格式（表 26-3）

表 26-3　发光细菌测定样品急性毒性实验记录

测定日期　　　　　　　　　测定人

分析号	加菌液时间（反应开始，读到秒）	测定时间（反应分钟，读到秒）	发光量（mV）	相对发光度 L（%）（样品/CK×100%）	均值（$\bar{L}_X$）	抑制发光率（%）1L=100−L	备注

4. 测定结果报告

（1）实验室室温。

（2）采样地点、日期、时间。

（3）氯化汞浓度或样品稀释百分浓度与相对发光度的相关方程：

$$T=a+bC$$

$r=\qquad P\leqslant\qquad EC_{50\,氯化汞}=\qquad mg/L$

回归方程 $L=a+bC\quad a=\qquad b=$

$r=\qquad P<$

（4）样品 EC_{50} 值（稀释百分浓度）或相对发光度 L（%）及相当的氯化汞浓度（mg/L）。

七、注 意 事 项

生物发光光度计测量时，各管读数顺序不可颠倒。

八、思 考 题

（1）发光菌复苏或样品稀释为什么用 2g/100ml 氯化钠或 3g/100ml 氯化钠溶液作为基质？

（2）EC_{50} 值、IC_{50} 值和 LD_{50} 值的意义与区别？

（谷康定）

实验二十七　重组酵母菌雌激素筛选实验

一、目　　的

（1）掌握重组酵母菌雌激素筛选实验的原理、意义、全部流程和具体操作方法。

（2）熟悉重组酵母菌雌激素筛选实验适用范围。

（3）了解重组酵母菌保存、使用的条件。

二、基 本 原 理

环境中存在大量天然和人造类雌激素物质，或称内分泌干扰物。例如，植物激素、真菌激素、杀虫剂、除草剂、多氯联苯、焚烧污染物、增塑剂、表面活性剂降解物等，它们可能对人类或野生动物生殖发育造成潜在危害，甚至与某些癌症发生有关，需要引起高度重视和加强环境污染监测。目前，内分泌干扰物检测主要有化学与生物学方法。生物学方法检测灵敏、简捷、经济，是初筛报警的有力工具，广泛应用于环境内分泌干扰物监测实践与科研中。

将人雌激素受体 DNA 序列插入到酵母菌染色体中，该雌激素受体 DNA 序列表达产物能够与酵母菌中含有 β-半乳糖苷酶报告基因 lac-Z 质粒的雌激素应答序列结合，形成一个等待与雌激素结合的复合结构。一旦外来雌激素与该复合结构结合，下游 lac-Z 报告基因表达启动，转录并翻译合成 β-半乳糖苷酶，再将其分泌到培养基中。β-半乳糖苷酶可分解黄色底物 β-D-半乳糖苷氯酚红（CPRG）而产生红色，红色产物可在分光光度计 OD_{540nm} 吸收波长下检测。出现红色即说明受试物具有类雌激素活性，为阳性结果，红色的深浅（即 OD_{540nm} 的大小）可反映其类雌激素效应的强弱程度。

三、器 材 和 试 剂

1. 器材　超净工作台；空气恒温摇床；722 型分光光度计；细菌计数仪；酶标仪；多道移液器；96 孔板（平底）；离心管：50ml、100ml；三角烧瓶：50ml、250ml、1000ml；96 孔板振荡混匀器等。

2. 试剂和材料

（1）β-D-半乳糖苷氯酚红（CPRG）。

（2）17β-雌二醇（E2）。

（3）雌激素受体重组酵母菌（英国 Brunel 大学 Sumpter 教授授权，由中国科学院环境生态研究中心提供）。

（4）10×浓缩储存酵母菌制备过程：10 个容量为 50ml 已接种酵母菌的基础培养液，28℃摇床（250r/min，）培养 24h，至 640nm 吸收波长光密度达 1.0 后，转入离心管，2000g，4℃离心 10min。弃上清液，重悬沉淀且合并于 50ml 新鲜加有 15%甘油的基础培养液。以 0.5ml 分装于 2ml 容量的冷冻干燥安瓿管，–20℃保存，最长 4 个月。之后需重新复活制作新一批 10×浓缩储存酵母菌。

（5）将 0.25 ml 10×储备酵母菌液接种于 170ml 生长培养基，28℃摇床（250r/min）培养 24h，至 640 nm 光吸收达 1.0，测试前备用。

（6）氨基酸等其他化学试剂（见本实验后附）。

四、操 作 步 骤

1. 稀释样品液 将 0.1ml 受试样品的乙醇溶液加至 96 孔板中，用无水乙醇从左至右连续对半稀释成浓度系列。也可在其他容器中稀释好受试物，每个浓度取 10μl 加入到 96 孔板（平底）。以无水乙醇溶解和稀释的受试物，须待其在多孔板中挥发至干。

2. 稀释阳性对照物 以 17β-雌二醇 3000ng/L 无水乙醇溶液为阳性对照，取 0.1ml 加至 96 孔板中，用无水乙醇连续对半稀释，其浓度梯度为 3000ng/L 至 1.5ng/L。

3. 空白对照 每个平板至少要包括一列空白对照（只含培养基）。

4. 培养 用多道移液器将 200μl 测试培养液（含重组酵母菌和产色底物 CPRG）加入各样品孔与对照孔。然后用无菌胶带密封平板，在平板振荡器上振荡混匀 5min，置入 32℃温箱中培养 3 日。第 3 日后定期用酶标仪于 540nm 波长检查培养基产色过程，以获得最佳对比数据。

五、测定结果记录

培养后空白对照为浅黄色和浑浊，分别为底物和酵母菌生长所致；阳性对照为深红色伴浑浊（酵母菌生长）。如果为清澈提示细胞溶解，其颜色可多样。

此外也可同时用酶标仪于 540nm 和 640nm 波长处比色，以 540nm 和 640nm 的比值来消除菌浓度的影响。

六、结果评价和报告

样品类雌激素活性的计算采用 EC_{25-E2} 作为评价指标，将各样品 OD_{540nm} 值分别与 E2 阳性对照进行比较，以最小二乘法进行曲线拟合后求出各样品所对应的 EC_{25-E2}，它表示各样品的类雌激素活性相当于 E2 雌激素活性最大值 1/4 时所需要的样品量。EC_{25-E2} 值越大，说明样品的类雌激素效应越低。

七、注 意 事 项

实验要求设置正确的阳性对照，一般是采用已经确认的有强雌激素效应的化学物质，如 E2 等作为阳性对照物。

八、思 考 题

（1）酵母菌与受试物共同培养暴露时间为 3 日，故存在检测周期较长的问题，是否能够通过改进方法缩短培养时间？

（2）列举 1～2 个重组酵母菌雌激素筛选实验的局限性。

（3）简述 EC_{25} 值的意义。

附

1. 基础培养基

KH_2PO_4	13.61g
$(NH_4)_2SO_4$	1.98g
KOH	4.2g
$MgSO_4$	0.2g
$Fe_2(SO_4)_3$ 溶液（40mg/50ml H_2O）	1 ml

L-亮氨酸	50mg
L-组氨酸	50mg
腺嘌呤	50mg
L-精氨酸-HCl	20mg
L-蛋氨酸	20mg
L-酪氨酸	30mg
L-异亮氨酸	30mg
L-赖氨酸-HCl	30mg
L-苯丙氨酸	25mg
L-谷氨酸	100mg
L-缬氨酸	150mg
L-丝氨酸	375mg
双蒸水	1000ml
pH 7.1	

以上成分溶解后，分装 45ml 于三角烧瓶，121℃高压蒸汽灭菌 10min，室温保存。

2. 维生素溶液

维生素 B_1	8mg
维生素 B_6	8mg
维生素 B_5	8mg
肌醇	40mg
生物素溶液（2mg/100ml H_2O）	20ml
双蒸水	180ml

以上成分溶解后，0.2μm 孔径滤膜过滤除菌，分装 10ml 于试管，4℃保存。

3. 葡萄糖溶液　20% D-（＋）-葡萄糖（W/V），20ml 分装，121℃高压蒸汽灭菌 10min，室温保存。

4. L-天冬氨酸储备液　配制浓度为 4mg/ml L-天冬氨酸，20ml 分装，121℃高压蒸汽灭菌 10min，室温保存。

5. L-苏氨酸储备液　配制浓度为 40mg/ml L-苏氨酸，5ml 分装，121℃高压蒸汽灭菌 10min，4℃保存。

6. $CuSO_4$ 溶液　配制 20mmol/L $CuSO_4$，0.2μm 孔径滤膜过滤除菌，于无菌试管中室温保存。

7. β-D-半乳糖苷氯酚红（CPRG）储备液　以无菌水配制 10-mg/L CPRG，于无菌试管中4℃保存。

8. 生长培养基

基础培养基	45ml
葡萄糖溶液	5ml
L-天冬氨酸储备液	1.25ml
维生素溶液	0.5ml
L-苏氨酸储备液	0.4ml
$CuSO_4$ 溶液	125μl

以上成分按顺序加入无菌锥形三角烧瓶中。

9. 工作增菌液　将 0.25ml 储备酵母菌液接种于上述生长培养基，28℃摇床（250r/min，）培养 24h，至 640nm 光吸收达 1.0，测试前备用。

10. 测试培养基

新鲜配制生长培养基	50ml
β-D-半乳糖苷氯酚红（CPRG）储备液	0.5ml
工作增菌液	2ml

11. 化合物测试　用商品甾体激素如 E2 测试方法的特异性。以无水乙醇为溶剂配制标准品储备液（1μmol/L），然后用无水乙醇在多孔板中稀释为 $2.5×10^{-1}$～$5×10^{-8}$ mol/L 系列。

（谷康定）

实验二十八　PCR 方法检测沙门菌属

一、目　的

（1）了解 PCR 技术的基本原理。

（2）熟悉 PCR 技术的特点与 PCR 反应的设计要素。

（3）掌握 PCR 方法检测沙门菌属的操作方法。

二、基本原理

（一）PCR 技术简介

PCR 反应（polymerase chain reaction）是聚合酶链式反应的简称，指在引物指导下由酶催化的对特定模板 DNA 的扩增反应。它模拟体内 DNA 的复制过程，可以在很短时间内将极微量的 DNA 扩增数十万倍或数百万倍，操作快速简便，具有高度特异性和敏感性，目前已广泛应用于分子生物学、微生物学、法医学、预防医学等学科。

PCR 反应的循环过程由三部分构成：模板变性、引物退火、热稳定 DNA 聚合酶在适当温度下催化互补引物沿模版 DNA 链延伸合成。

1. 模板变性　模板 DNA 加热到 90～95℃时，双螺旋结构的氢键断裂，双链解开成为单链，称为 DNA 的变性，以便它与引物结合，为下一轮反应做准备。

2. 引物退火　将反应混合物温度降低至一定程度时，寡核苷酸引物与单链模板杂交，形成 DNA 模板-引物复合物，称为引物的退火（或复性）。退火温度一般为 50～65℃，时间一般为 30～60s。

3. 引物延伸　DNA 模板-引物复合物在耐热 DNA 聚合酶的作用下，以 dNTP 为反应原料，靶序列为模板，按碱基配对与半保留复制原理，合成一条与模板 DNA 链互补的新链。

重复循环变性-退火-延伸三过程，就可获得更多的"半保留复制链"，而且这种新链又可成为下次循环的模板，因此每一轮循环以后，DNA 拷贝数就增加一倍。目的 DNA 的理论扩增倍数为 2^n，n 代表循环次数。在实际反应中，随着 PCR 产物的逐渐积累，被扩增的 DNA 片段不再呈指数增加，而进入线性增长期或静止期（又称平台期），因此实际扩增倍数要比理论值小。

（二）PCR 反应的特点

PCR 反应具有以下特点。

1. 强特异性　PCR 反应中，引物与模板的结合及引物链的延伸是遵循碱基配对原则的，因此具有高度特异性。聚合酶合成反应的忠实性及耐热 DNA 聚合酶耐高温性，使反应中模板与引物的结合（复性）可以在较高的温度下进行，使结合的特异性大大增加。再通过选择特异性和保守性高的靶基因扩增区域，其特异性程度就更高。

2. 高灵敏性　PCR 产物的生成量是以指数方式增加的，能将皮克（pg=10^{-12}g）量级的起始待测模板扩增到微克（μg = 10^{-6}g）水平。能从 100 万个细胞中检出一个靶细胞；在病毒的检测中，PCR 的灵敏度可达 3 个 PFU（空斑形成单位）；在细菌学中最小检出率为 3 个细菌。

3. 快速简便　PCR 反应采用耐高温 DNA 聚合酶，一次性地将反应液加好后，即在 PCR 仪上进行变性－退火－延伸反应，反应一般在 2～4h 完成。扩增产物常用电泳分析，操作简单易推广，如采用特殊 PCR 仪（荧光实时定量 PCR 仪）则可全程监测 PCR 反应的结果，故耗时更短。

（三）PCR反应的要素

参与PCR反应的物质主要为五种：引物、酶、dNTP、模板和Mg^{2+}。

1. 引物　是PCR特异性反应的关键，PCR产物的特异性取决于引物与模板DNA互补的程度。引物设计有3条基本原则：第一，引物与模板的序列要紧密互补；第二，引物与引物之间避免形成稳定的二聚体或发夹结构；第三，引物不能在模板的非目的位点引发DNA聚合反应（即错配）。

设计引物时要注意：①引物的长度一般为15～30bp，常用的是18～27bp。②引物的G+C含量以40%～60%为宜，上下游引物的GC含量不能相差太大。③引物二级结构包括引物自身二聚体、发卡结构、引物间二聚体等，这些因素会影响引物和模板的结合从而影响引物效率，因此应尽量避免。④引物3′末端最后5～6个核苷酸的错配应尽可能少，否则大大影响扩增特异性及效率。⑤引物的5′端对扩增特异性影响不大，因此，可以加入DNA序列（如酶切位点），或引入突变位点；可以在5′末端引入修饰如标志生物素、地高辛、FAM荧光标记等，便于后期的克隆或检测实验。

2. DNA聚合酶　PCR最常用的DNA聚合酶是 *Taq* DNA聚合酶，它是从水生栖热菌中分离的。具有5′→3′的聚合酶活力，5′→3′的外切核酸酶活力，无3′→5′的外切核酸酶活力，会在3′端不依赖模板加入1个脱氧核苷酸（通常为A）。在体外实验中，*Taq* DNA聚合酶的出错率为10^{-5}～10^{-4}。

Taq DNA聚合酶具有以下特点。

（1）耐高温，在70℃下反应2h后其残留活性在90%以上，在93℃下反应2h后其残留活性仍能保持60%，而在95℃下反应2h后为原来的40%。

（2）在热变性时不会被钝化，故不必在扩增反应的每轮循环完成后再加新酶。

（3）PCR扩增的速度可达1.2～2.0kb/min，且特异性也较高。

典型的PCR反应需要的酶量为1～2.5U（总反应体积为50μl时），浓度过高可引起非特异性扩增，浓度过低则合成产物量减少。

3. dNTP　即四种三磷酸脱氧核苷酸（dATP、dGTP、dCTP、dTTP）的等比例混合物，是合成PCR产物的原料。dNTP的质量与浓度和PCR扩增效率有密切关系。在PCR反应中，dNTP一般为20～200μmol/L，浓度过低会降低PCR产物的产量；4种dNTP的浓度要相等，否则会引起错配。

4. DNA模板　模板DNA的量与纯化程度，是PCR成败与否的关键环节之一。PCR反应体系中需要10^2～10^3个拷贝的模板，为5～20ng质粒DNA或0.2～1μg基因组DNA。加入模板量过高往往会导致PCR实验的失败。

5. Mg^{2+}浓度　Mg^{2+}对PCR扩增的特异性和产量有显著的影响，在一般的PCR反应中，各种dNTP浓度为200μmol/L时，Mg^{2+}浓度以1.5～2.0mmol/L为宜。Mg^{2+}浓度过高，反应特异性降低，出现非特异扩增，浓度过低会降低 *Taq* DNA聚合酶的活性，使反应产物减少。

（四）PCR方法检测沙门菌属的原理

沙门菌是一种常见的污染食品的致病菌，对于该菌的常规检验主要是培养法，经过选择性增菌、分离纯化、革兰氏染色镜检及一系列的生化和血清型分析，经4～7日后得出检测结果。

PCR方法检测沙门菌属则是在经过选择性增菌后，直接以增菌培养物的DNA粗制物为模板，以 *invA* 基因为靶序列设计引物（*invA* 基因为沙门菌属特异性基因，同时也是沙门菌关键毒力因子之一），进行PCR扩增和电泳分析，可以在12～24h内得出结论，样本中只要存在3个沙门菌即可检出阳性结果，是一种快速简便、高特异性和高灵敏度的检测方法。

三、器材和试剂

1. 器材 PCR 扩增仪,琼脂糖凝胶电泳装置(电泳仪、电泳槽、制胶板等),紫外分析仪或自动凝胶成像分析系统;1.5ml 塑料离心管,0.2ml PCR 管,微量移液器及移液枪头。

2. 试剂 亚硒酸盐胱氨酸增菌液,鼠伤寒沙门菌标准参考株;dNTP,Taq DNA 聚合酶,10×PCR 缓冲液;琼脂糖,0.5μg/ml 溴化乙锭(EB)溶液,TAE 电泳缓冲液,溴酚蓝加样缓冲液,DNA 标准分子量参照。

四、操 作 步 骤

(一)引物设计

根据沙门菌基因组上的属特异性侵袭基因 $invA$ 设计一对引物,命名为 invA-F 和 invA-R,分别位于 $invA$ 基因的 287～312 碱基和 571～550 碱基位置。PCR 扩增产物长度为 284bp。设计好的引物送生物技术公司进行合成。

invA-F:5′GTGAAATTATCGCCACGTTCGGGCAA3′

invA-R:5′TCATCGCACCGTCAAAGGAACC3′

(二)模板制备

待检食品匀浆液接种于亚硒酸盐胱氨酸增菌液中培养 6h,取出 200μl 培养物煮沸加热 5min,制成 DNA 粗制物。

(三)PCR 扩增

按如下比例配制 PCR 反应体系(可灵活调整加入量,使各组分终浓度相同即可):

双蒸水	29μl
10×PCR 缓冲液(含 Mg^{2+})	5μl
dNTP(各 2mmol/L)	5μl
invA-F(10μmol/L)	2.5μl
invA-R(10μmol/L)	2.5μl
Taq DNA 聚合酶(1U/μl)	1μl
DNA 粗制物	5μl
总体积	50μl

反应体系配制好后,轻轻混匀,放入 PCR 仪。

PCR 循环条件如下:

(1)预变性:95℃,5min。

(2)变性:94℃,30s。

(3)退火:55℃,30s。

(4)延伸:72℃,30s。

(5)重复步骤(2)～(4)34 次。

(6)终延伸:72℃,5min。

PCR 反应结束后,扩增产物于 4℃保存。

五、测定结果记录

采用常规琼脂糖凝胶电泳方法,取 3～5μl 扩增产物,与 0.2 倍体积的溴酚蓝加样缓冲液混匀，加样于 2% 琼脂糖凝胶中。同时，在另外的胶孔中加入 2μl DNA 标准分子量参照。以 5V/cm 的电压强度电泳 1h 左右。凝胶经溴化乙锭（EB）染色 10min 后，在紫外分析仪或自动凝胶成像分析系统中观察电泳条带并保存结果。

六、结果分析与报告

如果在琼脂糖凝胶的 284bp 位置出现明显的橙红色条带，即为 PCR 阳性。条带的分子量大小不对或无扩增条带即为阴性结果。

七、注意事项

（1）PCR 反应非常敏感，因此应注意防止 DNA 污染。勤换移液枪头，配制反应体系时最后加入 DNA 模板。可添加不含 DNA 模板的阴性对照组，以检测非特异性扩增。

（2）严格遵守无菌操作规范，防止鼠伤寒沙门菌污染。

（3）溴化乙锭为强诱变剂，在处理含溴化乙锭的溶液和凝胶时应戴手套，注意防护，防止污染。

八、思考题

（1）若检测结果除了目的条带，还有其他分子量大小不同的若干条带，应如何调整以去除非特异性扩增？

（2）除了扩增 *invA* 基因，是否可以检测其他基因，该基因应具有何种特点？

附

1. 亚硒酸盐胱氨酸增菌液　称取蛋白胨 5.0g，乳糖 4.0g，亚硒酸氢钠 4.0g，磷酸氢二钠 5.5g，磷酸二氢钾 4.5g，L-胱氨酸 0.01g，加热溶解于 1000ml 蒸馏水中，调 pH 至 7.0，无菌操作分装于灭菌三角瓶或试管中备用。无须高压蒸汽灭菌，当天配当天用。

2. 50×TAE 电泳缓冲液　称取 Tris 碱 242g，$Na_2EDTA \cdot 2H_2O$ 37.2g，然后加入 800ml 的去离子水，充分搅拌溶解。加入 57.1ml 的乙酸，充分混匀。加去离子水定容至 1L，121℃湿热灭菌 15min，之后室温保存。使用时，稀释为 1× 工作缓冲液。

3. 6×溴酚蓝加样缓冲液　称取 0.25g 溴酚蓝，40g 蔗糖溶于 100ml 双蒸水中，121℃湿热灭菌 15min，之后存于 4℃备用。

4. 2%琼脂糖凝胶　称取电泳用琼脂糖 4g，加入 200ml 的 1×TAE 缓冲液，微波炉加热充分溶解，冷却至 50℃后倒入制胶板，待凝胶彻底凝固后，置于 1×TAE 缓冲液中 4℃保存。

（冯福民　韩铁生）

实验二十九　细菌质粒提取及其图谱分析

一、目　　的

（1）了解碱裂解法提取细菌质粒 DNA 及质粒酶切鉴定的原理。

（2）熟悉质粒指纹图谱分析方法。

（3）掌握碱裂解法提取细菌质粒 DNA 的操作方法。

二、基 本 原 理

（一）细菌质粒及质粒图谱分析简介

细菌质粒是一类双链、闭环的 DNA，大小范围从 1～200kb 以上不等。各种质粒都是存在于细胞质中、独立于细胞染色体之外的自主复制的遗传成分。通常情况下可持续稳定地处于染色体外，呈游离状态，但在一定条件下也会可逆地整合到寄主染色体上，随着染色体的复制而复制，并通过细胞分裂传递到后代。

不同细菌所含的质粒数量、大小及 DNA 序列都具有相对特异性，且质粒在菌体中相对稳定，因此质粒图谱分析可用于细菌的鉴定和分型。流行病学中常用质粒图谱来进行不同时间、地点、来源菌株的同源性分析，进而追查感染源，鉴定菌株耐药性，掌握流行菌株的传播规律。

质粒图谱分析是根据质粒 DNA 或质粒 DNA 的酶切片段进行电泳得到的特征性图谱来分析质粒和菌株特性的技术。对提取的质粒 DNA 直接进行琼脂糖凝胶电泳，不同菌株质粒数目和分子量大小不同而呈现不同电泳条带，称为质粒指纹图谱分析。对提取的质粒 DNA 用某种或多种限制性内切酶进行酶切，再将酶切产物进行琼脂糖凝胶电泳，不同质粒的酶切片段数量和大小都不相同，称为质粒酶切图谱分析，可用于质粒同源性分析。

（二）碱裂解法提取细菌质粒 DNA 原理

从细菌中提取质粒 DNA 有多种方法，如碱裂解法、煮沸裂解法、羟基磷灰石柱层析法等，其中碱裂解法是应用最广泛的小量质粒 DNA 制备方法。

碱裂解法的基本原理：当菌体在 NaOH 和 SDS 溶液中裂解时，蛋白质与 DNA 发生变性，当加入酸性的中和液后，闭环的质粒 DNA 分子处于拓扑缠绕状态，因此能够迅速复性，恢复天然溶解状态，离心时留在上清液中；线性的染色体 DNA 及大分子 RNA 无法完全复性而呈网状缠绕；蛋白质也无法完全复性，且中和液中的钾离子与 SDS-蛋白复合物形成絮状沉淀。通过离心可以将染色体 DNA、大分子 RNA 及蛋白质沉淀下来，从而得到纯化的质粒 DNA。

三、器 材 和 试 剂

1. 器材　超净工作台或生物安全柜，恒温培养箱，控温摇床，台式高速离心机，涡旋振荡器，琼脂糖凝胶电泳装置（电泳仪、电泳槽、制胶板等），紫外分析仪或自动凝胶成像分析系统，微波炉，冰箱；微量移液器及移液枪头，1.5ml 微量离心管，10ml 试管，培养皿等。

2. 试剂　固体 LB 平板，液体 LB 培养基，溶液Ⅰ、Ⅱ、Ⅲ，苯酚/氯仿/异戊醇 25∶24∶1 混合液，异丙醇，70%乙醇溶液，双蒸水，TE 缓冲液，1mg/ml RNase A 溶液，TAE 电泳缓冲液，溴酚蓝加样缓冲液，0.5μg/ml 溴化乙锭溶液，DNA 标准分子量参照；大肠埃希氏菌 DH5α（含 pBR322-LEU 质粒）和大肠埃希氏菌 V517 等。

四、操 作 步 骤

（1）将受试菌接种于固体培养基上活化一次，挑取单菌落，接种于 2.0ml LB（含相应抗生素）液体培养基中，37℃振荡培养过夜（12～14h）。

（2）取 1.5ml 培养物加入微量离心管中，室温 8000g 离心 1min，弃上清液，将离心管倒置，使液体尽可能流尽。

（3）将细菌沉淀重悬于 100μl 预冷的溶液Ⅰ中，剧烈振荡，使菌体分散混匀。

（4）加 200μl 新鲜配制的溶液Ⅱ，颠倒数次混匀（不要剧烈振荡），并将离心管放置于冰上 2～3min，使细胞膜裂解（溶液Ⅱ为裂解液，故离心管中菌液逐渐变清）。

（5）加入 150μl 预冷的溶液Ⅲ，将管温和颠倒数次混匀，见白色絮状沉淀，可在冰上放置 3～5min。溶液Ⅲ为中和溶液，此时质粒 DNA 复性，染色体和蛋白质不可逆变性，形成不可溶复合物，同时 K$^+$ 使 SDS-蛋白复合物沉淀。4℃ 12 000g 离心 5～10min，将上清液转移到一个新离心管中。

（6）加入 450μl 的苯酚/氯仿/异戊醇混合液，振荡混匀，4℃12 000g 离心 10min。

（7）小心移出上清于一新微量离心管中，加入 0.7 倍体积异丙醇，混匀，室温放置 2～5min，4℃12 000g 离心 15min。弃上清液，留沉淀。

（8）用 1ml 预冷的 70%乙醇溶液洗涤沉淀 1～2 次，4℃8000g 离心 7min，弃上清液，将沉淀在室温下晾干。

（9）沉淀溶于 20μl TE 溶液，同时加入 1μl RNase A 溶液，37℃水浴 30min 以降解 RNA 分子，−20℃保存备用。

五、测定结果记录

取 5μl 质粒样品与 1μl 溴酚蓝加样缓冲液混匀，加样于 1%琼脂糖凝胶中，以 5V/cm 的电压强度电泳 1h 左右。凝胶经溴化乙锭染色 10min 后，在紫外分析仪或自动凝胶成像分析系统中观察电泳条带并保存结果。

六、结果分析与报告

若一次或多次事件，或不同时间、地点、来源的菌株，具有相同的某一电泳条带或整个质粒图谱相同，则认为这些菌株可能具有同源性，即这几起事件可能为同一事件。这种情况还需对分子量大小接近的质粒进行酶切，若酶切片段的大小和数量仍相同，则判定为相同质粒。若使用两种以上内切酶同时进行平行酶切，结果更为可靠。若两个质粒大小相同，但酶切片段不同，则为非同源性质粒。

需注意的是，本实验采用的是实验室标准菌株作为受试菌株。在实际应用中，质粒图谱分析需结合流行病学调查的资料和数据，并使用流行病学调查中获得的分离菌株，否则对流行病学调查无意义。

七、注 意 事 项

（1）若培养物的菌体较多，则可按比例放大溶液Ⅰ、Ⅱ、Ⅲ的量，如分别改为 200μl、400μl、300μl，以保证菌体充分裂解。

（2）质粒为共价闭环超螺旋状态的 DNA，其在琼脂糖凝胶上的迁移速度与线性 DNA 不同（一般快于线性 DNA），因此不能用 DNA 标准分子量参照估计分子量。质粒的酶切片段为线性

DNA，可以与 DNA 标准分子量参照进行比较。

（3）操作 EB 溶液和凝胶时戴手套，注意防护，防止 EB 污染。

八、思考题

（1）碱变性法利用质粒 DNA 与基因组 DNA 的哪些特性差异将其分离？

（2）如何通过酶切图谱确定质粒的分子量？使用不同内切酶进行酶切并互相参照是否会更准确？

附

1. 液体 LB 培养基 称取胰蛋白胨 10g，酵母提取物 5g，NaCl 10g，溶于 1000ml 去离子水中，121℃ 湿热灭菌 15min，储存于室温。

2. 固体 LB 平板 在液体 LB 培养基加入 1.5%琼脂，121℃湿热灭菌 15min，储存于 4℃。

3. 溶液 I 50mmol/L 葡萄糖，25mmol/L Tris-HCl（pH 8.0），10mmol/L EDTA（pH 8.0）。

1mol/L Tris-HCl（pH 8.0）12.5ml，0.5mol/L EDTA（pH 8.0）10ml，葡萄糖 4.730g，加双蒸水至 500ml。121℃湿热灭菌 15min，储存于 4℃。

4. 溶液 II 0.2mol/L NaOH，1% SDS。

2mol/L NaOH 1ml，10%SDS 1ml，加双蒸水至 10ml。使用前临时配制。

5. 溶液 III 乙酸钾（KAc）缓冲液，pH 4.8。

5mol/L KAc 300ml，冰醋酸 57.5ml，加双蒸水至 500ml。4℃保存备用。

6. TE 缓冲液 10mmol/L Tris-HCl（pH 8.0），1mmol/L EDTA（pH 8.0）。

1mol/L Tris-HCl（pH 8.0）1ml，0.5mol/L EDTA（pH 8.0）0.2ml，加双蒸水至 100ml。121℃湿热灭菌 20min，4℃保存备用。

7. RNase A 溶液 用 TE 配制终浓度 1mg/ml 的 RNase A，沸水加热 15min，分装后储存于−20℃。

8. 50×TAE 电泳缓冲液 称取 Tris 碱 242g，$Na_2EDTA·2H_2O$ 37.2g，然后加入 800ml 的去离子水，充分搅拌溶解。加入 57.1ml 的乙酸，充分混匀。加去离子水定容至 1L，121℃湿热灭菌 15min，之后室温保存。使用时，稀释为 1×工作缓冲液。

9. 6×溴酚蓝加样缓冲液 称取 0.25g 溴酚蓝，40g 蔗糖溶于 100ml 双蒸水中，121℃湿热灭菌 15min，之后存于 4℃备用。

10. 1%琼脂糖凝胶 称取电泳用琼脂糖 2g，加入 200ml 的 1×TAE 缓冲液，微波炉加热充分溶解，冷却至 50℃后倒入制胶板，待凝胶彻底凝固后，置于 1×TAE 缓冲液中 4℃保存。

（冯福民　韩铁生）

实验三十 流感病毒的分离增殖及其效价测定

第一部分 鸡胚的接种与收获

一、目 的

（1）掌握鸡胚尿囊腔接种流感病毒及收获病毒的方法。

（2）熟悉病毒严格细胞内寄生的特性，鸡胚的孵育和检查。

（3）了解鸡胚的发育过程及基本结构，鸡胚的其他接种途径及方法。

二、实 验 原 理

流感病毒可引起急性呼吸道传染病，即流行性感冒（流感）。流感病毒易变异，可引起流感暴发流行。人、禽等动物为其宿主，高致病性禽流感可导致大量动物死亡，也可导致人群中易感者接触感染。鸡胚分离培养是检测流感病毒常用的有效方法之一。

鸡胚是正在发育中的机体，是有生命的实验动物，具有低分化、易接种、病毒易复制特点。许多人类病毒和动物病毒、立克次体等均可以在鸡胚的相关部位繁殖，尤其是在痘病毒、正/副黏病毒和疱疹病毒的研究中更为常用。

在本实验中，将流感病毒接种于鸡胚尿囊腔后，病毒就在尿囊的内胚层细胞中复制，将复制的病毒颗粒释放至尿囊液中，从而使尿囊腔中含有大量病毒，通过收获尿囊液，可以得到较大量的流感病毒，可用作病毒的鉴定、制备抗原和疫苗，以及中和实验。

三、器 材 和 试 剂

（1）9～11 日龄鸡胚，建议用无特定病原（SPF）鸡胚。

（2）甲型流感病毒（H1N1）为阳性对照。

（3）采样液：普通肉汤、pH 7.4～7.6 的 Hank's 平衡液、Eagle's 平衡液或水解乳蛋白液任意一种均可。采样液中需加入抗生素，终浓度为青霉素 200 U/ml、链霉素 200μg/ml。也可用庆大霉素（其终浓度为每毫升采样液中加入 0.1ml 的 10 mg/ml 庆大霉素）和抗真菌药物（终浓度为每毫升采样液中加入 0.008ml 的 250μg/ ml 抗真菌药）。

（4）照蛋器、孵卵架、孵育箱、1ml 注射器、5 号针头、三角锉刀或手执电动小砂轮、无菌镊子、眼科剪刀、毛细吸管等。

（5）2.5%碘酒棉球、酒精棉球、无菌胶布（或固体石蜡）等。

四、操 作 步 骤

1. 标本采集与处理 病毒分离成功与否很大程度上取决于采集标本的质量及其保存、运输等环节。多数标本取自患者上呼吸道鼻咽腔，其次为气管和支气管分泌物，有时也采用肺活检材料等。

标本采集后应立即放入适当的采样液中低温保存。常用的主要采集方法有以下几种。

（1）鼻拭子：将棉签轻轻插入鼻道内鼻腭处，停留片刻后缓慢转动退出。以同一拭子擦拭两侧鼻孔。将棉签浸入 4～5ml 采样液中，尾部弃去。

（2）咽拭子：用棉签擦拭双侧咽扁桃体及咽后壁，同样将棉签头浸入 4～5ml 采样液中，尾部弃去。注：亦可将鼻、咽拭子收集于同一采样管中，以便提高分离率，减少工作量。

（3）鼻咽抽取物：用与负压泵相连的收集器从鼻咽部抽取黏液。先将收集器头部插入鼻腔，接通负压，旋转收集器头部并缓慢退出。收集抽取的黏液，并用采样液涮洗收集器 3 次。

（4）鼻洗液：患者取坐姿，头微后仰，用移液管将 1～1.5ml 洗液注入一侧鼻孔，嘱患者同时连续发"科"音以关闭咽腔。然后让患者低头使洗液流出，用无菌平皿或烧杯收集洗液。重复此过程数次。洗两侧鼻孔最多可用 10～15ml 洗液。

（5）漱口液：用 10ml 洗液漱口。漱口时让患者头部微后仰，震颤发"啊"声，让洗液在咽部转动。然后，用无菌平皿或烧杯收集洗液。

（6）运送：样本采集后置冰壶（4℃）中尽快送实验室。

注：取鼻洗液和漱口液时，需预先了解患者是否对抗生素有过敏史，如有则洗液和含漱液中不应含有抗生素。

2. 尿囊腔接种　标本至实验室后，对棉拭子标本，先将棉拭子在管壁反复挤压后取出。对鼻咽漱液或抽取液，用无菌毛细吸管反复吹打，以便打碎黏液，然后置 4℃待其自然沉淀 5～10min，取其上清液可供接种。

取孵育 9～11 日龄的鸡胚，在照蛋器上照视并用铅笔画出气室及胚胎的位置（图 30-1），在距气室底边 0.5cm 处的卵壳上标明开孔记号。以碘酒、酒精消毒开孔处，然后开一小孔，再用酒精消毒。此步应只钻破卵壳而不损坏壳膜。

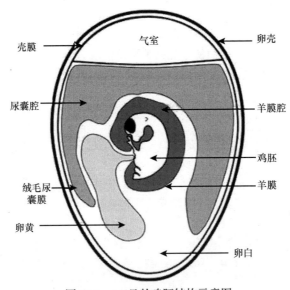

图 30-1　11 日龄鸡胚结构示意图

注射针头由小孔刺入 0.5～1cm，注射器向钝头方向倾斜约 45°，注入 0.1～0.2ml 病毒液（图 30-2），每份标本接种 3 个鸡胚。接种后用无菌胶布封口（或将固体石蜡熔化后封口）。置 33～35℃孵育 48～72h。自接种日起每日检视一次。24h 内死亡的多为非特异性因素所致，应及时剔除。

3. 收获　流感病毒一般在接种 48～96h 后就可收获。收获前将鸡胚于 4℃冰箱过夜或−20℃ 1h，将鸡胚冻死，使血球凝固，以免收获时红细胞流出，影响收获的病毒滴度。

经冷冻的鸡胚用碘酒、酒精消毒，用无菌镊子轻轻揭去气室部位卵壳，撕去壳膜，然后用无菌毛细管通过绒毛尿囊膜，进入尿囊腔吸出尿囊液。收取的尿囊液可用于相应的测试，例如，血球凝集实验、补体结合实验、ELISA 等。余下尿囊液可置无菌小瓶内 4℃，或于–20℃保存。

4. 其他几种鸡胚接种方法

（1）绒毛尿囊膜接种（人工气室法与直接接种法）

1）人工气室法：取 10～11 日龄鸡胚，先在照蛋器下画出气室位置，并选择绒毛尿囊膜区做一"记号"。将胚蛋横卧于蛋座上，绒毛尿囊膜区"记号"朝上。用碘酒消毒记号处及气室中心部，在气室中心部钻小孔。然后用锥子轻轻锥击记号处蛋壳，约 0.5mm 深，使其卵壳穿孔而壳膜不破。用吸耳球吸去气室内空气，随即因上面小孔进入空气而绒毛尿囊膜陷下形成一个人工气室，天然气室消失（图 30-3）。自上面小孔直刺破壳膜进入人工气室 3～5mm（接种时针头与卵壳呈直角），注入 0.1～0.2ml 病毒于绒毛尿囊膜上。接种完毕用熔化的石蜡或者透明胶纸封闭两孔，人工气室向上，横卧于孵化箱中，逐日观察。

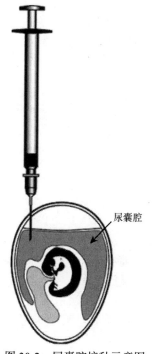
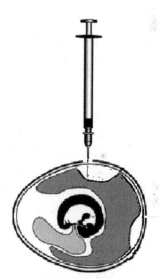

尿囊腔

图 30-2　尿囊腔接种示意图　　　图 30-3　鸡胚绒毛尿囊膜人工气室接种

2）直接接种法：将鸡胚直立于蛋座上，气室向上，在气室区中央消毒打孔，接种时针头先刺入卵壳约 0.5cm，将病毒滴在气室内的壳膜上（0.1～0.2ml），再继续刺入 1.0～1.5cm（刺破壳膜），拔出针头使病毒液慢慢渗透到气室下面的绒毛尿囊膜上，然后用石蜡封孔，放入孵化箱培养。

本方法的原理：壳膜被刺破后不能再闭合，而绒毛尿囊膜有弹性，当针头拔出后被刺破的小孔立即又闭合。

（2）羊膜腔内接种：将鸡胚直立于蛋座上，将蛋转动使胚胎面向实验者。在气室顶部到边缘的一半处打一孔，用 40mm 长的针头垂直插入，保持针头对着胚胎眼部，约深 30mm 以上。如已刺入羊膜腔，能使针头拨动胚胎，即可注入病毒液 0.1～0.2ml，如针头左右移动时胚胎随着移动，说明针头已刺入胚胎，这时应将针头稍稍提起后再注射。拔出针头后用石蜡或者透明胶纸封闭小孔。置孵化箱中培养。

（3）卵黄囊内注射法：取 6～8 日龄鸡胚，从气室顶侧接种（针头插入 3～3.5cm）（由于胚胎及卵黄囊位置已定，也可从侧面钻孔接种，侧面接种不易伤及鸡胚，但针头拔出后部分接种液有时会外溢，需用酒精棉球擦去），将针头插入卵黄囊接种 0.1～0.2ml 病毒液。其余步骤同尿囊腔内注射。

第二部分　血细胞凝集实验测定流感病毒效价

一、目　的

（1）掌握血凝实验的方法和原理。
（2）了解流感病毒具有凝集鸡红细胞的能力。

二、实　验　原　理

　　流感病毒表面具有血凝素抗原，能够凝集鸡红细胞。当病毒血凝素抗原与红细胞表面相应受体作用后，可导致大量红细胞连接在一起，发生肉眼可见的血细胞凝集现象。

三、器材和试剂

（1）收获的尿囊液（即流感病毒）。
（2）1%鸡红血细胞，0.85%生理盐水。
（3）血凝板（"U"形孔），毛细吸管，三角瓶。
（4）镊子，橡皮乳头，试管架，试管。
（5）可调多通道移液器和单通道移液器及滴头。

四、操　作　步　骤

　　（1）吸取 0.9ml 生理盐水于血凝板第 2 孔，从第 3～10 孔每孔各加生理盐水 0.4ml。
　　（2）第 1 孔加入 0.4ml 尿囊液，第 2 孔加 0.1ml 尿囊液，反复吹打 3～4 次混匀。
　　（3）从混匀的第 2 孔中吸取 0.4ml 至第 3 孔混匀，再吸 0.4ml 至第 4 孔混匀，直到稀释至第 10 孔；第 10 孔经稀释吹打后吸出 0.4ml，弃去；第 12 孔为血细胞对照，即不加尿囊液。以上各孔（从第 1 孔到第 12 孔）病毒的稀释度分别为：原液，1：10，1：20，1：40，1：80，1：160，1：320，1：640，1：1280，1：2560，间隔，空白对照。各孔内（第 11 孔除外）液体量应均为 0.4ml。
　　（4）从第 12 孔开始，按 12→1（第 11 孔除外）的方向，向每孔加 0.4ml 1%鸡红血细胞，轻轻振荡均匀，置室温 45min 后观察实验结果并记录。各孔的总体积应为 0.8ml。

五、测定结果记录

　　血凝结果以++++、+++、++、+、-表示。
　　实验结果判断见图 30-4。
　　红细胞均匀分布于孔底者为++++。
　　红细胞均分布于孔底，但有卷边现象为+++，即不完全凝集。
　　红细胞在孔底形成一个环状，四周有小凝集块者以++表示。
　　红细胞在孔底形成一个小团，边缘光滑圆润者为-，红细胞完全未被凝集。

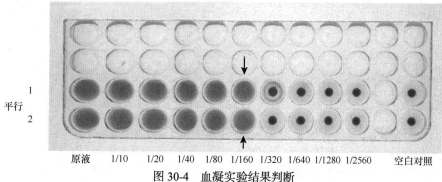

图 30-4　血凝实验结果判断

六、结果分析报告

血细胞凝集实验的血凝滴度是以最后病毒稀释度出现凝集的孔表示（箭头所指）。这一稀释度病毒液的效价就是一个血凝单位。

因为原液孔为 0.4ml 尿囊液，所以原液滴度为：

$$160×1/0.4=400（U/ml）$$

七、注　意　事　项

（1）接种与收获要严格按照无菌操作进行。

（2）为防止实验室交叉污染，阳性对照不能与待检样品同时接种、收获。必须在不同时间、不同实验室或超净工作台完成。

（3）流感病毒不宜于–20℃长期保存。

八、思　考　题

（1）了解鸡胚发育过程及基本结构的意义。

（2）为何建议用无特定病原（SPF）鸡胚增殖流感病毒？

（3）简述血细胞凝集实验的原理。

附

1. Hank's 平衡液

成分：

CaCl$_2$	0.14g
KCl	0.40g
KH$_2$PO$_4$	0.06g
MgSO$_4$	0.0977g
NaCl	8.00g
Na$_2$HPO$_4$	0.0477g
NaHCO$_3$	0.35g
D-葡萄糖	1.00g
酚红	0.01g
三蒸水	1000ml

以上溶液采用 0.2μm 滤膜过滤除菌，也可 121℃高压蒸汽灭菌 15min，用 7.5%碳酸氢钠调 pH7.4～7.6，加青霉素终浓度为 200 U/ml，链霉素 200 μg/ml 分装置 4℃保存备用。

2. 无菌生理盐水

成分：

氯化钠	8.5g
蒸馏水	1000ml

配制以上溶液，分装，121℃高压蒸汽灭菌 15min。

3. 红细胞悬液

（1）公鸡血的采取：公鸡静脉或心脏取血。血液 8 份加入 2%枸橼酸钠盐水 2 份，迅速混匀。存放于 4℃，不得超过 1 周。

（2）红细胞悬液的制备：吸取公鸡红细胞至离心管，与 4 倍生理盐水混合，1000g 离心 15min，去上清液，以同样体积生理盐水重新悬浮沉淀，再离心。重复洗涤 2~3 次。洗涤后，按刻度用生理盐水稀释成 10%的红细胞悬液，4℃可保存 2 日。实验时，用生理盐水配成 1%鸡红细胞。

（谷康定）

实验三十一　综合设计性实验

综合设计性实验是指学生在掌握一定的理论基础知识和基本操作技能的基础上，根据指定的实验目的和要求，结合具备的实验条件，综合运用理论知识，自行设计实验方案并实施的一类探索性和开拓性实验。与传统的理论验证型实验相比，综合设计性实验更有助于培养学生独立地发现问题、分析问题和解决问题的能力，培养学生的科学思维，提高实验教学的质量。

综合设计性实验的组织和实施至少应包含以下几个环节：

（1）学生已经系统学习了相关的理论基础知识和操作技能。

（2）指导教师结合理论课知识给定实验题目，提出设计要求。

（3）学生根据已经掌握的基础知识和技能自行设计实验方案并加以实现。

（4）教师在实施过程中给予相应的指导。

（5）学生根据设计和实施情况，写出总结报告。

（6）各组之间交流和讨论各自设计的实验，学习优秀的实验设计和报告。

通过以上环节，使学生学会综合运用学过的理论知识和技能，训练学生系统、全面的思考和设计实验方案的能力，培养学生分析问题和解决问题的能力。既通过实验课巩固了理论基础知识，又提升了实验教学效果，同时培养了学生的科学研究能力和创新思维。

一起幼儿园发生的聚集性胃肠炎疫情的微生物学调查

【背景资料】　2015 年 10 月 29 日，某市高新区某幼儿园的 13 名小孩，在学校吃了下午饭后，出现不同程度的呕吐症状后入住医院，当地疾控中心随即开展调查处理。并初步怀疑是一起由病原微生物引起的聚集性呕吐疫情。作为一名实验室检验人员，若要确定该起疫情的病原体，需要获取哪些材料或标本？并做何种检查？

【实验目的】

（1）了解处理食物中毒类突发事件的整个过程，培养处理实际问题的能力。

（2）确定引起食物中毒的病原微生物，为处理突发事件提供实验依据。

（3）掌握卫生指示菌的分离、培养和鉴定，以及案例中相应病原微生物的分离培养和鉴定。

【分析提示】　疫情发生在秋季，是婴幼儿诺如病毒感染的高发季节，若高度怀疑为诺如病毒感染，应做何种检验，预期结果如何？若怀疑为由剩米饭导致的蜡样芽孢杆菌感染引起的中毒，应做哪些实验室检查？

1. 诺如病毒　又称诺瓦克病毒，是人类杯状病毒科中诺如病毒属的原型代表株。

该病毒最早分离于 1968 年在美国诺瓦克市暴发的一次急性腹泻患者粪便中。此后，世界各地陆续自胃肠炎患者粪便中分离出多种形态与之相似但抗原性略异的病毒样颗粒。1995 年，中国报道了首例诺如病毒感染，之后全国各地先后发生多起诺如病毒感染性腹泻暴发疫情。2002 年 8 月第八届国际病毒命名委员会批准名称为诺如病毒。

诺如病毒感染性强，以肠道传播为主，可通过污染的水源、食物、物品等传播，常在社区、学校、餐馆、医院、托儿所、孤老院及军队等处引起集体暴发。全年均可发生感染，感染对象主要是成人和学龄儿童，寒冷季节呈现高发。美国每年在所有的非细菌性腹泻暴发中，60%～90%是由诺如病毒引起。在中国 5 岁以下腹泻儿童中，诺如病毒检出率为 15%左右。

诺如病毒感染后的临床表现具有发病急、传播速度快、涉及范围广等特点，主要症状为恶心、呕吐、发热、腹痛和腹泻。儿童患者以呕吐为最常见症状，成人患者则最常见腹泻，粪便为稀水便或水样便，无黏液脓血。原发感染患者的呕吐症状明显多于续发感染者，有些感染者仅表现出呕吐症状。感染者粪便和呕吐物中可以发现诺如病毒。

诺如病毒因具有高度变异的特性，因此其抗体没有显著的保护作用，尤其是没有长期免疫保护作用，极易造成反复感染。

2. 蜡样芽孢杆菌　食物中毒于 1950 年由 Hauge 首次报道于挪威，此后欧美许多国家都有陆续报道。本菌引起的食物中毒在我国亦屡有发生。蜡样芽孢杆菌食物中毒的机制比较复杂，一般认为是由活菌及其产生的肠毒素共同作用所致。该细菌为条件致病菌，当食品中细菌含量达到 10^6 个/g 时，人食入后可导致食物中毒发生。在《伯杰氏鉴定细菌学手册》第 8 版中，蜡样芽孢杆菌的分类地位为芽孢杆菌属的第 I 群，该群有 22 个种。根据营养型菌细胞的宽度分为两类，蜡样芽孢杆菌、蕈状芽孢杆菌、苏云金芽孢杆菌、炭疽芽孢杆菌和巨大芽孢杆菌属"大细胞菌种"。1950 年 Hauge 在对挪威奥斯陆某医院职工和病员进食甜食后引起的食物中毒研究中，首次明确指出蜡样芽孢杆菌的致病作用。

蜡样芽孢杆菌在自然界分布广泛，常存在于土壤、灰尘和污水中，植物和许多生熟食品中常见。已从多种食品中分离出该菌，包括肉、乳制品、蔬菜、鱼、土豆、糊、酱油、布丁、炒米饭及各种甜点等。

在美国，炒米饭是引发蜡样芽孢杆菌呕吐型食物中毒的主要原因；在欧洲大都由甜点、肉饼、色拉和奶、肉类食品引起；在我国主要与受污染的米饭或淀粉类制品有关。

蜡样芽孢杆菌作为一种食源性疾病的报道较多，在各种食品中的检出率也较高，如 1982 年犬饲等对日本名古屋所采 1641 份食品样品中，有 193 份检出了该菌、阳性率为 11.8%；1984 年我国有关单位对南京市所采 211 份食品样品中，有 81 份检出了该菌，阳性率为 38.4%。

蜡样芽孢杆菌食物中毒通常以夏秋季（6～10 月）最高。引起中毒的食品常于食前由于保存温度不当，放置时间较长或食品经加热而残存的芽孢得以生长繁殖的条件，因而导致中毒。中毒的发病率较高，一般为 60%～100%。但也有在可疑食品中找不到蜡样芽孢杆菌而引起食物中毒的情况，一般认为是由蜡样芽孢杆菌产生的热稳定毒素所致。1985 年 9 月，美国缅因州的健康局报道了在一家日本餐馆发生了食物中毒而导致的胃肠炎事件，经调查所有的食品其加工和储藏都是规范的，仅用剩饭制作的炒饭其是冷藏储放还是在室温放置说不清楚，在炒饭中虽然找不到活的蜡样芽孢杆菌，但是完全可能存在重新加热过程中消除了活菌而没有破坏热稳定毒素的可能性。当摄入的食品其蜡样芽孢杆菌数量达 $>10^6$/g 时常可导致食物中毒。

蜡样芽孢杆菌食物中毒在临床上可分为呕吐型和腹泻型两类。呕吐型的潜伏期为 0.5～6h，中毒症状以恶心、呕吐为主，偶尔有腹痉挛或腹泻等症状，病程不超过 24h，这种类型的症状类似于由金黄色葡萄球菌引起的食物中毒。腹泻型的潜伏期为 6～15h，症状以水泻、腹痉挛、腹痛为主，有时会有恶心等症状，病程约 24h，这种类型的症状类似于产气荚膜梭菌引起的食物中毒。

【实验要求】　请根据上述分析提示中的两种情况，分别做出详细的检验方案和预期结果，并按照实验流程实施自己的方案，撰写实验报告。详细的方案应包括以下内容：完整的实验技术路线和操作步骤（包括采样方法），实验所需的试剂耗材和仪器设备，主要的实验注意事项。

【总结交流】　实验报告完成后，进行分组交流和讨论，分析各实验方案的优势和不足，并进行修改，根据讨论情况，评选优秀的实验报告，并由该小组同学进行汇报，指导教师给予点评和指导，并在此基础上形成最佳实验方案，各组同学结合自己的实验设计与最佳实验方案比较，进行方案修改，并交流学习心得。

（温红玲）